皮肤病中医适宜技术

柴维汉 李 欣 彭 勇 主编

科学出版社

北 京

内 容 简 介

本书分为两篇。基础篇介绍针法、灸法、外治法等皮肤病中医适宜技术的概念、历史沿革、功效、操作方法、适应证、禁忌证等。临床篇描述感染性皮肤病、红斑鳞屑类皮肤病、变态反应类皮肤病、物理性皮肤病、色素性皮肤病等常见疾病的临床表现、鉴别诊断、辨证论治，以及治疗这些疾病的中医适宜技术疗法，并对同一疾病不同分型或不同分期的中医适宜技术做详细的描述。本书重点突出皮肤病中医适宜技术的"简、便、廉、验、效"，内容简明、实用、指导性强。

本书适合中、西医皮肤科医师、医学生及社区医师阅读参考。

图书在版编目(CIP)数据

皮肤病中医适宜技术／柴维汉，李欣，彭勇主编.
—北京：科学出版社，2019.1
ISBN 978-7-03-059223-1

Ⅰ.①皮…　Ⅱ.①柴…②李…③彭…　Ⅲ.①皮肤病—中医治疗法　Ⅳ.①R275.9

中国版本图书馆 CIP 数据核字(2018)第 244079 号

责任编辑：陆纯燕
责任印制：黄晓鸣／封面设计：殷　靓

科学出版社 出版
北京东黄城根北街 16 号
邮政编码：100717
http://www.sciencep.com

南京展望文化发展有限公司排版
广东虎彩云印刷有限公司印刷
科学出版社发行　各地新华书店经销

＊

2019 年 1 月第　一　版　　开本：B5(720×1000)
2023 年 9 月第七次印刷　　印张：12 1/2
字数：198 000

定价：40.00 元
(如有印装质量问题，我社负责调换)

《皮肤病中医适宜技术》
编辑委员会

主　审：李　斌

主　编：柴维汉　李　欣　彭　勇

编　委（以姓氏笔画为序）：

马　天　王一飞　王英杰　卢　怡　邢　梦

华　亮　华圣元　刘　杰　刘　柳　许逊哲

孙晓颖　李　苏　李　峰　李　淑　李　婷

李福伦　杨滢瑶　张　莹　陈　曦　武宗琴

罗　楹　罗瑞静　迮　侃　周　蜜　郑　淇

赵淮波　胡　阳　茹　意　姜文成　姜珠倩

洪锡京　徐　蓉　郭冬婕　强　燕　蒯　仂

序

中医中药在中华民族五千年繁衍和发展的历史长河中做出了卓越的贡献,取得了辉煌的成就,其整体观念、辨证论治、"治未病"思想自然疗法等有着西医无法比拟和替代的特点。中医干预疾病既有药物,也有针灸、推拿、拔罐、刮痧等非药物疗法,中医的非药物疗法不需要复杂器具,其所需器具(如小夹板、刮痧板、火罐等)往往可以就地取材,易于推广使用。经过长期不断地经验总结,逐渐形成一些具有鲜明特点的中医适宜技术,也称为"中医传统疗法"和"中医特色疗法",包括针灸、推拿、按摩、熏洗、拔罐、刮痧、针刀、敷贴、膏药、埋线、药浴、脐疗等百余种方法;涉及熏、蒸、熨、洗、泥疗、蜡疗、中医针法、自然疗法、意象疗法、养生保健等方面。它们是祖国传统医学的重要组成部分,研究、发掘、利用和推广中医适宜技术是一项重要的中医传承工作。

中医适宜技术在皮肤科领域挖掘运用,经过历代医家的不懈努力和探索,也取得了很大的成就。为了临床更好地使用中医特色疗法,让中医皮肤科临床工作者及中医院校学生、西学中学员和中医爱好者掌握皮肤科常用中医适宜技术。本书编者组织临床第一线的皮肤科医生,参考近 20 年来的相关著作及期刊,依据临床应用有效性和实用性搜集国家中医药管理局推广的中医临床适宜技术,并重点挖掘其在皮肤病的应用,最终汇编成此书。参与本书编写的单位不仅有三甲医院也有区(县)级医院,编写的人员都具有扎实的专业功底和丰富的临床经验,从规划到编写,再到汇总和修正的各个环节,层层把关,注重编书质量。

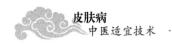

本书主体层次清晰,类目和章节安排合理、有序,增强易读性和实用性。书中所引述的各类医学文献的内容,为了方便阅读,编者对原文做了一些删改,敬请原著者谅解,并向原著者致以崇高的敬意和衷心的感谢。本书也是所有参编人员通力协作的成果,在此一并致谢。

李 斌

前　言

中医皮肤病学作为中医学的一个重要组成部分,是在中医学理论的指导下,经过历代医家的努力实践与探索,不断归纳与总结下,使其渐趋完善并逐步从中医外科学领域中分化出来,成为一门独立的学科。在漫长的历史进程中,它为我国人民皮肤病的预防、治疗及保健做出了重要贡献。

中医适宜技术是我国基本医疗卫生制度的重要组成部分,具有"简、便、廉、验、效"的特点。其对皮肤科常见病、多发病的疗效确切,值得推广。我们通过中医古籍及临床文献的整理,收集选出29种极具中医特色且疗效显著的适宜技术,力求将这些行之有效的技术在临床推广,以发挥中医疗法在皮肤病治疗中的优势。科学、规范、标准的中医适宜技术有助于提高各级医院皮肤病整体服务能力与水平,有利于缓解"看病难、看病贵"现象,更好地满足人民的健康需求。

《皮肤病中医适宜技术》以中医药理论为指导,针对皮肤科常见病、多发病,以中药和中医传统治疗技术为主要治疗手段,分两篇进行介绍。基础篇着重介绍中医传统治疗技术的概念、历史沿革、操作规范、适应证、禁忌证及注意事项等;临床篇详细介绍中医传统治疗技术在皮肤科常见病及多发病中的具体应用。本书能够满足皮肤病专科医生及基层医务工作者的需求,同时有助于提高人民群众对皮肤病的认识和自我保健意识。

本书虽内容有限,但寄希望能够将中医适宜技术在皮肤病治疗中的应用介绍给大家,有助于提升中医综合治疗皮肤病的效果,有利于人民身体健康。

柴维汉

目 录

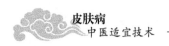

临 床 篇

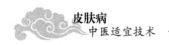

基 础 篇

一、针 法 类

毫 针 法

毫针疗法是以毫针作为针刺工具,在中医理论的指导下以一定角度将其刺入患者体内,运用捻转与提插等针刺手法来对人体特定部位进行刺激,以调和气血,通畅经络,扶正祛邪,从而达到治疗相关疾病的目的。

毫针疗法是我国传统针刺医术中最主要、最常用的一种疗法,据《黄帝内经·灵枢·九针》中载:"毫针者,尖如蚊虻喙,静以徐往,微以久留之而养,以取痛痹""邪之客于经而为痛痹,舍于经络者也。故为之治针,令尖如蚊虻喙,静以徐往,微以久留,正气因子,真邪俱往,出针而养者也。"毫针疗法以其针身微细,不伤正气,从而治疗寒热痛痹各症。

【常用器具】

临床常选用粗细为 28 ~ 30 号(0.32 ~ 0.38 mm)、长短为 1 ~ 2 寸(25 ~ 50 mm)的毫针进行治疗。其中短针多用于耳针和浅刺;长针多用于肌肉丰厚穴位的深刺和某些穴位的横向透刺。

【操作方法】

(1)患者采取合适的操作体位,用手揣摸按压欲针之处以确定穴位。针刺前,使用 75%医用酒精消毒针刺腧穴处皮肤。

(2)进针时左右双手配合,右手持针,用拇、食、中指夹持针柄,以调控针刺时的角度、方向和深度,并在行针时,通过提、插、捻转等不同的操作方式来达到不同的治疗目的。左手则按压针刺部位以固定腧穴处皮肤,从而防止针体的弯曲和促使针刺感应的获得,即所谓的得气。

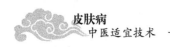

（3）得气后，按照具体治疗需要，将针体留置于腧穴内相应的一段时间，注意提醒患者保护好施针部位。

（4）出针时，先以左手持消毒干棉球按于针孔周围，右手持针稍作捻转针柄，待针下轻松滑利时方可出针，动作需轻柔。

（5）出针后迅速用消毒干棉球按住针孔，并核对针数，嘱咐患者休息片刻并保持局部清洁。

【适应证】

瘙痒症、冻疮、酒渣鼻、脱发、白发、白癜风、痤疮、黄褐斑、神经性皮炎、带状疱疹、丹毒、疖、湿疹、慢性荨麻疹、银屑病等。

【禁忌证】

（1）具有严重内脏疾病或脏器畸形患者。

（2）皮肤有感染、溃疡、瘢痕或肿瘤的部位。

（3）具有出血倾向及高度水肿患者。

（4）特殊人群：认知功能障碍患者、小儿囟门未闭合时头顶部的腧穴不宜针刺；妊娠期妇女的腹部、腰骶部及合谷、三阴交、昆仑、至阴等通经活络的腧穴应禁止针刺。

【注意事项】

（1）严格遵守无菌操作，防止感染。

（2）患者在过度疲劳、饥饿、虚弱、精神紧张时应避免立即行针。

（3）暴露进针部位时应注意保暖，并嘱咐患者不要随意变动体位，以免弯针。

（4）用过的针具应置于规定的锐器桶内，统一回收处理，不可随意丢弃。

【常见意外反应处理】

（1）针刺治疗时应注意观察患者的面色和汗出情况。如出现头晕、恶心、汗出或面色苍白等现象，则可能发生晕针，应立即取针，并对症处理。

（2）行针时或留针后，医者感觉针下涩滞、捻转不动，提插和出针均感困难而患者自觉痛剧时，则为滞针。此时应嘱患者消除紧张状态，医者用手轻揉腧穴周围从而放松肌肉；若为单向捻针所致，可向相反方向将针捻回，并用刮

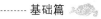

柄、弹柄法使肌纤维回释以消除滞针。

（3）出针后,针刺部位肿胀疼痛,继而皮肤呈现青紫色血肿时,若为微量的皮下出血而形成的局部小块青紫,则一般不必处理,可自行消散;若青紫面积较大,可先冷敷止血,6~8 h后再热敷以促使瘀血消散。

刺 络 放 血 法

刺络放血又称为刺血疗法,是指用三棱针、皮肤针、针灸针、一次性注射器针头等针具刺破人体某些特定的腧穴或病灶部位,放出适量的血液或黏液,达到一定治疗作用的特色外治疗法。刺络放血法历史悠久,早在《黄帝内经》中已有记载,称之为"刺留血",《素问》中有"凡治病必先去其血",《灵枢》中有"虚则实之,满则泄之,菀陈则除之……"的记载,菀陈则除之即指的除恶血。《黄帝内经》奠定了传统刺络放血疗法的理论及实践基础,后世医家在此基础上对此疗法做了进一步的丰富和发展,春秋时期的名医扁鹊和汉代的名医华佗都善用该法治病。金元时期张从正的《儒门事亲》记载刺血的适应证20多种,并附病案30余例,张从正临床善用"汗、吐、下"三法,将刺络放血疗法归为汗法之一。明代杨继洲的《针灸大成》记载的刺血医案已经从适应证、禁忌证、刺络方法及放血量的角度加以归纳总结,给后世医者带来了重要的理论和实践参考。

中医学认为刺络放血通过放出少量血液,可以起到调理气血、疏通经脉、促邪外出的作用,具有清热解毒、消肿止痛、通经活络的功效。

【常用器具】

临床常选用一次性注射器针头、三棱针、梅花针或选用直径0.24~0.4 mm的一次性针灸针、一次性手术刀片等器具。

【操作方法】

常用的刺络放血疗法包括点刺法、散刺法和刺络法。

（1）点刺法:点刺前先在被刺部位附近采用揉、挤等方式使被刺部位充血,75%酒精消毒后,持针迅速对准所刺部位,然后快速出针,挤出适量血液。

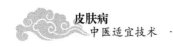

此法适用于全身各处部位。

（2）散刺法：局部75%酒精消毒后，用梅花针、三棱针等针具在某个部位反复点刺，次数多，刺入浅，以局部微微渗血为度。此法适用于面积较大的部位。

（3）挑刺法：局部75%酒精消毒后，三棱针、注射器针尖、一次性刀片等刺入皮肤或静脉后，挑破静脉或皮肤，放出血液或黏液。此法适用于胸、背，皮肤科多采用耳背静脉放血。

【适应证】

面部皮炎、脂溢性皮炎、扁平疣、痤疮、酒渣鼻、瘙痒症、带状疱疹等疾病。

【禁忌证】

体弱者、贫血者、妊娠期妇女、血液病等患者。

【注意事项】

（1）避免在患者劳累、饥饿或者过度紧张的状态下操作。

（2）操作前做好患者的解释工作，消除不必要的焦虑。

（3）针具及施术部位严格消毒。

（4）放血量不宜过多，一般5~10滴为宜，进针不宜过深，创口不宜过大。

（5）放血疗法一般每周1~2次。

（6）治疗部位当天避免接触水，保持干燥清洁，减少感染风险。

【常见意外反应处理】

（1）如患者疼痛难忍，立即停止操作，待放松后再次施术，如仍难以忍受，取消治疗。

（2）操作后如出血过多，需采用无菌棉球或纱布压迫止血数分钟。

（3）在治疗过程中，如患者突然发生头晕、目眩、恶心、心慌等现象，应立即停止操作，让患者平卧，保持空气流通，头部稍低，必要时给予吸氧处理。

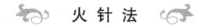

火 针 法

火针法，古代又称为焠刺，是将特制的针具用明火烧红后刺入一定的部位以治疗疾病的方法。因其操作简便,疼痛小,疗效可靠,临床应用越来越广泛。早在《灵枢·官针》中就记载有"淬刺者,刺燔针则取痹也",《伤寒论》中也论述了火针的适应证和不宜用火针医治的病候。《千金翼方》有"处疖痈疽,针惟令极热"的论述。《针灸大成》载:"人身诸处,皆可行火针,惟面上忌之。火针不宜针脚气,反加肿痛,宜破痈疽发背,溃脓在内,外面皮无头者,但按毒上软处以溃脓,其阔大者,按头尾及中以墨点记,宜下三针,决破出脓,一针肿上,不可按之,即以手指从两旁捺之,令脓随手而出。"总结了明代以前临床应用的火针治疗经验。

火针法具有清热泻火、活血散瘀、通经活络的作用。

【常用器具】

一般用较粗的不锈钢针,如圆刺针或 0.45 mm 2 寸长不锈钢针;也有用特制的针具如弹簧式火针、三头火针及钨合金所制火针、电火针等。弹簧式火针进针迅速,易于掌握进针深度;电火针则易于掌握温度;三头火针多用于雀斑、色素痣、疣的治疗。临床常选用直径 0.18~0.30 mm 的 1.5 寸的一次性针灸针或三头火针。

【操作方法】

(1)深刺法:消毒皮肤后,用碘酒标明病变部位,然后将烧红后的火针对准所刺部位,迅速而准确刺入和退出,最后用消毒棉球按压针孔。深刺法要求动作准确、迅速。防止刺伤血管、神经等组织。如排脓则选择粗针,如消肿则选择细针。本法适用于治疗痈疽、瘰疬等。

(2)浅刺法:用 75% 医用酒精消毒局部皮损表面后,用烧红的火针轻轻在表皮上叩刺,用力均匀,稀疏,不可用力过猛或忽轻忽重。本法适用于治疗疣痣、顽癣等。

(3)单针法:先用 75% 医用酒精消毒局部皮损表面后,以左手固定被刺穴区,右手拇指、食指捏住一次性针灸针针柄,中指指腹紧靠针身中端,针尖 0.1~0.2 cm 于酒精灯处烧至发红,随即迅速刺入皮损处,并迅速出针。

(4)多针法:先用 75% 医用酒精消毒局部皮损表面后,以左手夹持被刺穴区,右手拇指、食指捏住 3~5 根一次性针灸针针柄,中指指腹紧靠针身中端,针尖 0.1~0.2 cm 于酒精灯处烧至发红,随即迅速刺入皮损处,并迅速出针。如此反复治疗皮损区域。

【适应证】

痤疮、扁平疣、白癜风、神经性皮炎、银屑病、慢性苔藓化湿疹、皮肤淀粉样变等局部皮损肥厚、苔藓化者。

【禁忌证】

妊娠期妇女、皮损局部合并感染者、溃疡者。

【注意事项】

（1）操作前给患者做好解释工作,消除不必要的紧张焦虑。

（2）避免患者在紧张、饥饿、疲劳时进行治疗。

（3）患处皮肤要严格消毒,避免感染。

（4）入针、出针要迅速,且不宜过深,避免滞针或烧伤皮肤。

（5）治疗当天患处避免碰水,保持干燥清洁,避免感染。

（6）一般头面部疾患使用火针要仔细,避免刺得过深,留下瘢痕。

（7）针后局部发痒,避免搔抓,防止留下瘢痕。

【常见意外反应处理】

（1）如患者自觉疼痛难忍,应停止操作,待患者放松后再次操作,如仍觉疼痛难忍,应取消治疗。

（2）如入针或出针时受阻,应及时停止操作,轻轻按压针穴周围皮肤,再缓慢出针,切记强硬地将针拔出。

（3）如操作时,不慎打翻酒精灯,引起烫伤,应及时扑灭火焰,烧烫伤部位用凉水冲洗降温,后予以冷敷避免创面加深。严重者于外科或烧伤科就诊。

（4）如在治疗过程中,患者突然发生头晕、目眩、心慌、恶心,甚至晕厥的现象,应及时停止操作,让患者平卧,头部稍低,保持空气流畅,必要时给予吸氧。

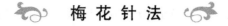

梅花针法

梅花针法,又称为皮肤针法、七星针法,属于丛针浅刺法,是集合多支短针浅刺人体一定部位和穴位的一种针刺方法,是我国古代《灵枢经》中"半刺""浮刺""毛刺"等针法的发展。《灵枢·官针》记载:"半刺者,浅内而疾发针,无针伤内,如拔毛状,以取皮气""扬刺者,正内一,旁内四而浮之,以治寒气之博大者也""毛刺者,刺浮痹皮肤也"。

梅花针治疗的理论依据是"皮部理论",《素问·皮部论》云:"凡十二经脉者,皮之部也。是故百病之始生也,必先于皮毛。"皮部是十二经脉之气反映于体表的部位,它与脏腑经络,气血营卫均有密切关系。脏腑所生的气血精微物质,可以通过十二经脉散于体表,反映于皮部之上,同样的,十二皮部受到的对机体有利的刺激,也可通过"皮部—络脉—经脉—腑—脏"的途径达到全面调节人体功能的目的,使气血经脉通畅、脏腑功能调和。皮肤针疗法即通过对患处皮部的反复滚刺,使局部气血得畅、诸邪得解,可畅经络、和气血、平衡脏腑虚实,从而使瘀滞之风、火、湿邪得以化解,过亢之脏腑得以平衡,达到"内病外治、外病外治"的目的。

【常用器具】

一次性医用梅花针(五支针头)、七星针(七支针头)、罗汉针(十八支针头)。

【操作方法】

(1)持针式:手握针柄后部,食指压在针柄上。

(2)叩刺法:将针具及皮肤消毒后,针尖对准叩刺部位,使用手腕之力,将针尖垂直叩打在皮肤上,并立即提起,反复进行。

(3)刺激强度:根据患者体质、病情、年龄、叩刺部位的不同,有弱、中、强三种刺激强度。

1)弱刺激:患者采取适合操作的体位,使用75%医用酒精消毒局部皮损表面后,左手固定施术部位,右手拇指和食指捏住针柄的末端,用较轻的腕力叩刺,上下颤动针头,针尖起落要呈垂直方向,如鸡啄食一般,利用针柄的弹性敲击皮肤,如此反复,至皮肤微微泛红为度。此法常用于头面部的治疗。

2)中刺激:患者采取适合操作的体位,使用75%医用酒精消毒局部皮损表面后,左手固定施术部位,右手拇指和食指捏住针柄的末端,上下颤动针头,针尖起落要呈垂直方向,如鸡啄食一般,利用针柄的弹性敲击皮肤,如此反复,

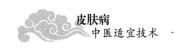

至局部皮肤潮红但无渗血,患者稍感疼痛,强度介于强弱两种刺激之间。适宜于一般疼痛和多数患者,除头面等肌肉浅薄处外,大部分均可采用此法。

3)强刺激:患者采取适合操作的体位,使用75%医用酒精消毒局部皮损表面后,左手固定施术部位,右手拇指和食指捏住针柄的末端,上下颤动针头,针尖起落要呈垂直方向,如鸡啄食一般,利用针柄的弹性敲击皮肤,如此反复,至皮肤泛红、少量渗血为度。此法常用于神经性皮炎、湿疹等肥厚苔藓化明显的疾病。

【适应证】

斑秃、白癜风、黄褐斑、神经性皮炎、银屑病、慢性苔藓化湿疹、皮肤淀粉样变等局部皮损肥厚、苔藓化者等。

【禁忌证】

糖尿病患者、妊娠期妇女、皮损破溃合并感染者、皮肤局部合并严重静脉曲张者、有严重系统性疾病及合并其他皮肤病患者;如常有自发性出血、外伤等局部损伤后出血不止者。

【注意事项】

(1)操作前给患者做好解释工作,消除不必要的紧张焦虑。

(2)避免患者在紧张、饥饿、疲劳时进行治疗。

(3)患处皮肤要严格消毒,避免感染。

(4)梅花针叩刺时要灵巧地运用手腕部弹力,使针尖叩击到皮肤后,由于反作用力迅速弹起,仅在表皮上一击而起,急刺速离,要有弹性,弹跳的连续有节律地叩刺,要做到平稳、准确和灵活,叩刺速度要均匀,要防止快慢不一,用力不匀地乱刺,以免划破皮肤或渗血过多。

(5)针尖起落要呈垂直方向,即将针垂直地刺下,垂直地提起,防止针尖斜着刺入和向后拖拉着起针,如此反复操作。

(6)治疗当天患处避免碰水,保持干燥清洁,避免感染。

【常见意外反应处理】

(1)如患者自觉疼痛难忍,应停止操作,待患者放松后再次操作,如仍觉疼痛难忍,应取消治疗。

（2）如叩刺后出血较多,应用无菌纱布压迫于叩刺部位数分钟至不出血。

（3）如在治疗过程中,患者突然发生头晕、目眩、心慌、恶心,甚至晕厥的现象,应及时停止操作,让患者平卧,头部稍低,保持空气流畅,必要时给予吸氧。

滚 针 法

滚针是我国知名中医针灸学家余仲权研制而成的,其改良自传统的皮肤针,由针筒和针柄组成,针筒为滚筒状,其壁上密布短针。滚针疗法即由《黄帝内经》所载的"毛刺、半刺"等传统针刺方法发展而来,经过改良而得,具有多针浅刺的特点,是一种理想的皮部治疗针具。其短针的数目较梅花针、七星针等更细、更多,采用"滚刺"的方法,较之"叩刺",有易于操作、安全、力度均匀、刺激面积较大、适用范围广、疼痛刺激小、对皮肤的创伤小的特点。近年来滚针法被经常运用于面部美容、局部瘢痕、皮肤色斑等疾病的治疗中。

祖国医学认为"有病之于内,必形诸于外"。人体内部脏腑有病,可在外部体表上表现出来。而滚针治病主要以经络学说之皮部理论为依据,应用滚针滚刺皮部,通过孙脉—络脉—经脉而作用于脏腑,以调整脏腑虚实,调和气血,通经活络,平衡营养达到治病目的。虽然所刺部位不一定是经穴,但由于十二经脉、十五别络及皮部络脉的络属关系,故刺激这些部位同样可达到良好的效果。

【常用器具】

医用一次性滚针按其微针长度可分为 0.2～2.0 mm 不同规格。眼部皱纹建议选用 0.2～0.3 mm 规格的滚针;面部黄褐斑建议选用 0.3～0.5 mm 规格的滚针;修复痘疤、瘢痕建议选用 0.5～1.0 mm 规格的滚针;神经性皮炎、湿疹肥厚苔藓化明显者建议选用 1.5～2.0 mm 长的微针。

【操作方法】

（1）轻刺激:患者采取适合操作的体位,使用 75% 医用酒精消毒局部皮损表面后,用滚针在皮损表面做水平、垂直的交叉滚动,用力要缓慢均匀,力度

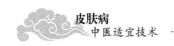
控制在受试者能耐受的范围程度,如此反复,至皮肤微微泛红为度。此法常用于头面部的治疗,如黄褐斑、眼部皱纹等。

(2)深刺激:患者采取适合操作的体位,使用75%医用酒精消毒局部皮损表面后,用滚针在皮损表面做水平、垂直的交叉滚动,用力要缓慢均匀,力度控制在受试者能耐受的范围程度,以皮损表面潮红、少许渗血为度。治疗结束后,用棉球轻轻擦拭出血点,操作完毕。此法常用于神经性皮炎、湿疹等肥厚苔藓化明显的疾病。

【适应证】

带状疱疹后遗神经痛、斑秃、湿疹、黄褐斑、眼部皱纹、妊娠纹、鱼尾纹、痘疤、瘢痕增生、结节性痒疹、神经性皮炎、银屑病、斑秃、白癜风、慢性苔藓化湿疹、皮肤淀粉样变等局部皮损肥厚、苔藓化者。

【禁忌证】

糖尿病患者、妊娠期妇女、皮损破溃合并感染者、皮肤局部合并严重静脉曲张者、有严重系统性疾病及合并其他皮肤病患者;如常有自发性出血、外伤等局部损伤后出血不止者。

【注意事项】

(1)操作前给患者做好解释工作,消除不必要的紧张焦虑。

(2)建议使用一次性针具。

(3)避免患者在紧张、饥饿、疲劳时进行治疗。

(4)患处皮肤要严格消毒,避免感染。

(5)操作时用力缓慢均匀,不宜过度,要防止快慢不一,用力不匀地乱刺,以免划破皮肤或渗血过多。

(6)治疗当天患处避免碰水,保持干燥清洁,避免感染。

【常见意外反应处理】

(1)如滚刺后出血较多,应用无菌纱布压迫于滚刺部位数分钟至不出血。

(2)如在治疗过程中,患者突然发生头晕、目眩、心慌、恶心,甚至晕厥的现象,应及时停止操作,让患者平卧,头部稍低,保持空气流畅,必要时给予吸氧。

电针法

电针法,是将毫针刺入腧穴得气后,再通以接近人体生物电的脉冲电流,利用针和电两种刺激相结合,激发调整经络之气,以防治疾病的一种疗法。

传统针刺为了维持得气感,需要针灸师反复捻针,耗费人力,20世纪50年代电针疗法开始在我国广泛应用,与传统针刺疗法相比较,电针疗法能够持续刺激,且能控制刺激强度具有省时省力、客观调控刺激量、提高疗效等优点。

根据电针输出的电流频率不同,常见的有疏波、密波、疏密波、断续波等。现代研究发现,密波能降低神经应激功能,具有止痛、镇静、缓解肌肉的作用。疏波的刺激较强,能引起肌肉收缩,提高肌肉韧带张力。疏密波、断续波则是交替、时断时续产生的波,机体不易产生适应性。

【常用器具】

包括毫针和电针仪两部分。毫针选用临床常规的一次性针灸针;常见的电针仪有G－6805型电针治疗仪,WQ－10A型多用电子穴位测定电针仪等。

【操作方法】

(1) 电针仪在使用前需将强度调节钮调至零位(无输出)。

(2) 配穴一般选用同侧肢体的1~3对穴位为宜。

(3) 针刺入患者穴位有得气感后,负极接主穴,正极接配穴,将两根导线的电极分别连接在2个针柄上。一般将同一对输出电极连接在身体的同侧,避免电流回路经过心脏。

(4) 打开电源开关,选好波型,逐渐调高至所需输出电流量,并询问患者耐受情况,以免给患者造成突然的刺激。

(5) 一般持续通电15~20 min,从低频到中频,使患者出现酸、胀、热等感觉或局部肌肉做节律性的收缩。

(6) 治疗结束后将强度调节钮归至零位,关闭电源。再拔出患者穴位上的毫针,按压片刻无出血即可。

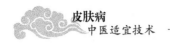

【适应证】

带状疱疹后遗神经痛、痤疮、神经性皮炎、黄褐斑等皮肤疾病。

【禁忌证】

妊娠期妇女、年老体弱者、安装心脏起搏器者、精神紧张者慎用。

【注意事项】

（1）每次治疗前，必须检查电针机输出是否正常。治疗后，需将输出调节电钮等全部退至零位，随后关闭电源，撤去导线。

（2）调节电针时，应逐渐从小到大，不可突然增强，导致肌肉强烈收缩所致的弯针、折针等，治疗前需告诉患者，便于配合治疗。

（3）暴露进针部位时应注意保暖，并嘱咐患者不要随意变动体位，以免弯针。

（4）避免电流回路经过心脏，安装心脏起搏器者禁用；不宜在延髓、心前区附近的穴位施用电针，以免诱发癫痫和引起心跳、呼吸骤停。

（5）电针仪最大输出电压在 40V 以上者，最大输出功率限制在 1mA 以内，防止发生触电事故。治疗时，注意巡查设备运行，如遇故障，立即停用。

（6）用过的针具应置于规定的锐器桶内，统一回收处理，不可随意丢弃。

【常见意外反应处理】

（1）晕针：立即停止针刺，将针全部取出。使患者平卧，呼唤患者，嘱其放松心理和身体，与患者聊天，分散注意力。饮温开水或糖水，注意保暖。轻者仰卧片刻，即可恢复正常。重者在上述处理基础上，可配合手法按摩，按压水沟、内关，灸百会、关元、气海等穴，即可恢复。若仍不省人事，呼吸细微，脉细弱者，可考虑配合其他治疗或采用急救措施。

（2）滞针：行针时或留针后，医者感觉针下涩滞、捻转不动，提插和出针均感困难而患者自觉痛剧时，则为"滞针"。应嘱患者消除紧张状态，医者用手轻揉腧穴周围从而放松肌肉；若为单向捻针所致，可向相反方向将针捻回，并用刮柄、弹柄法使肌纤维回释以消除滞针。

（3）折针：检查针体，丢弃不合格之针具。如出现折针时，嘱患者保持原有体位，防止断端向肌肉深层陷入，如皮肤尚露有断端，可用镊子钳出。若断段与皮肤相平，断面仍可看见，可用左手指在针旁按压皮肤，使之下陷，相应地使断端露出皮肤,右手持镊子轻巧地拔出。如残段没于皮内,在重要脏器附近,应在 X 线定位下行手术切开取出。

(4)血肿:若微量的皮下出血,局部小块青紫时,一般不必处理,可以自行消退。若局部肿胀疼痛较剧,青紫面积大而且影响到活动功能时,可先做冷敷止血后,再做热敷或在局部轻轻揉按,以促使局部瘀血消散吸收。

(5)气胸:一旦发生气胸,应立即起针,并让患者取半卧位休息,嘱患者平静,切勿因恐惧而反转体位。减少活动,尽量避免咳嗽,防止肺组织因咳嗽扩大创口,加重漏气和感染。给予吸氧,氧流量一般在 3 L/min 以上。密切观察,随时对症处理,对严重的患者需及时组织抢救。气胸痊愈后 1 个月内避免剧烈运动,避免抬举重物,避免屏气。

掀 针 法

掀针法是针刺疗法中较为独特的一种,是将特制的小型针具固定于腧穴部位的皮内做较长时间留针的一种方法,可长时间刺激腧穴,调整经络脏腑功能,以达到防治疾病的目的,又称为"埋针法""皮内针法"。《素问·离合真邪论》中有"静以久留"之刺法,掀针法即是古代针刺留针方法的发展。

本法可以给穴位以持续刺激,减少反复针刺的麻烦,患者还可以自己手压埋针以加强刺激。掀针相对于传统针灸固定模式,可以在不影响患者活动下给予患者持续性的刺激和治疗,起到行气活血、疏通经络、促进代谢的治疗目的,故在临床运用中具有疗效好、操作方便、痛苦小、便于患者活动的特点,适用于治疗各类痛症和慢性疾病。对慢性疾病、顽固性疼痛疾病有着较好的疗效。

【常用器具】
麦粒型皮内针和图钉形皮内针。

【操作方法】
(1)麦粒型皮内针:镊子尖端夹持皮内针圆环中的针体,对准腧穴与皮肤呈 15°横刺入皮内 5~7 mm,用胶布固定,按之有酸胀感为宜,留针 1~3 天,取

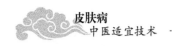

针时用镊子夹住皮下有针体的一头胶布,并向另一方向剥离,皮内针即可取出。

(2)图钉型皮内针:用镊子夹持带有掀针的胶布,掀针针尖对准穴位,缓慢垂直按入皮内,要求圆环平整地贴于皮肤上,并用指腹按压,无刺痛感,留针1~3天,取针时用镊子夹住胶布向外拉出。

【适应证】

带状疱疹后遗神经痛、神经性皮炎、面部色斑、痤疮等疾病。

【禁忌证】

皮肤感染、溃疡、瘢痕、肿瘤等。关节处不宜使用。

【注意事项】

(1)注意皮肤消毒,避免感染。

(2)埋针要选择较好固定和不妨碍肢体活动的穴位。

(3)埋针期间,皮肤针刺处不宜碰水,以免感染。

(4)夏季等出汗较多时,埋针时间不宜过长,避免感染。

(5)定期观察埋针处皮肤是否红肿,有无感染。一旦出现感染,及时取出掀针。

【常见意外反应处理】

(1)疼痛:如果患者出现明显疼痛,先检查埋针处是否有炎症,如埋针处发生无炎症性疼痛时需调整针的深度、方向。调整无效时,应取针。埋针时避免关节活动部位,以免影响活动引起疼痛。

(2)感染:如果埋针处出现红、肿等现象立即取针,然后用碘伏棉签轻擦局部消毒。如果埋针处已发生感染,应给予常规外科清洗,包扎处理。埋针时间不宜过长,一般不宜超过3天,夏季及多汗时,每日要定时检查埋针处有无汗浸使皮肤发红等。

(3)发热:如有发热等全身反应时,应立即取出掀针,并密切观察患者体温情况。当体温极度升高出现持续高热时,给予患者退热药和抗生素,并进行对症治疗处理。

二、灸 法 类

艾 灸 法

　　艾灸是中医的传统疗法,是用艾叶制成的艾灸材料产生的艾热刺激体表穴位或特定部位,通过激发经气的活动来调整人体紊乱的生理生化功能,从而达到防病治病目的的一种治疗方法。

　　灸法有文字记载,最早见于《左传》。最早的灸法专著出自汉代的曹操之子曹翕著的《曹氏灸方》七卷。《灵枢·官能》有"针所不为,灸之所宜"的记载。唐代孙思邈在《千金要方》中提倡针和灸并用,在唐代灸学已发展成为一门独立学科,唐太署中有灸师和针师的区别。元代的西方子对灸学研究更是炉火纯青,著有《西方子明堂灸经》。宋代的窦材在《扁鹊心书·住世之法》中有"保命之法,灼艾第一"之说。李梴的《医学入门》也说:"凡一年四季各要熏一次,元气坚固,百病不生""凡病药之不及,针之不到,必须灸之""热者灸之,引郁热气外发,火就燥之义也"。可见,灸法在古代的防病治病和医疗保健中曾发挥着重要作用。

　　艾灸法具有温阳散寒、温通经络、活血逐痹、回阳固脱、消瘀散结、疏通经脉,调整脏腑气血,扶正祛邪及防病保健的功效。艾灸疗法因艾火的热力、药力能深透肌层,起到温经行气之效,故谓气得温则行,气行则血行,血行则能养筋,故筋脉气血充足。艾灸性温,能振扶元阳,用以烧炭,能温煦气血,调整机体功能,又因其气味辛热,能运行诸经,艾灸局部穴位,既能发挥艾叶本身的温经通络、活血化瘀、行气等作用,又能结合局部穴位,通过穴位刺激,调整阴阳、行气活血,使十二经脉通畅而达到逐瘀散结之功。

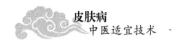

【常用器具】

临床常选用艾炷或艾条施灸,酒精灯。

【操作方法】

患者取侧卧位或坐位,取穴多在病灶局部或同节段背俞穴等区域。用点燃的艾炷或艾条在所选部位进行艾炷灸、艾条回旋灸、雀啄灸、往返灸、温和灸等施灸方法。当某一点或穴位出现酸、胀、压、重、痛、麻、冷、奇痒或灸热沿经络向病所传导,即可将艾条固定在该点进行悬灸,并灸至感传消失为止。若感传在传导过程中停止在某点时,可再点燃 1 根艾条在该点进行悬灸,并依次接力将感传传至病所,以不感烧灼为宜,使皮肤有温热舒适感。每个部位 3 ~ 5 min,每日 1 次,7 d 为 1 个疗程。

(1)艾炷灸

1)直接灸:将大小适宜的艾炷,直接放在皮肤上施灸。若施灸时需将皮肤烧伤化脓,愈后留有瘢痕者,称为瘢痕灸。若不使皮肤烧伤化脓,不留瘢痕者,称为无瘢痕灸。

2)间接灸:是用药物将艾炷与施灸腧穴部位的皮肤隔开,进行施灸的方法,如隔姜灸、隔盐灸等。

(2)艾条灸

1)温和灸:施灸时将艾条的一端点燃,对准应灸的腧穴部位或患处,距皮肤 2 ~ 3 cm 进行施灸。施灸以患者局部有温热感而无灼痛为宜,一般每处灸 5 ~ 7 min,至皮肤出现红晕为度。

2)雀啄灸:施灸时,将艾条点燃的一端与施灸部位的皮肤并不固定在一定距离,而是像鸟雀啄食一样,一上一下活动地施灸。

【适应证】

冻疮、带状疱疹后遗神经痛、跖疣、神经性皮炎、银屑病、硬皮病、斑秃、痤疮、白癜风、慢性湿疹等。

【禁忌证】

(1)凡暴露在外的部位,如颜面,不要直接灸,以防形成瘢痕,影响美观。

(2)皮薄、肌少、筋肉结聚处,妊娠期妇女的腰骶部、下腹部,男女的乳头、女性阴部、男性睾丸等不宜施灸。另外,关节部位不宜直接灸。眼球属颜面部,也不宜灸。

（3）极度疲劳,过饥、过饱、酒醉、大汗淋漓、情绪不稳,或妇女月经期忌灸。

（4）某些传染病、高热、昏迷期间,或身体极度衰竭,形瘦骨立等忌灸。

（5）无自制能力的人如精神病患者等忌灸。

【注意事项】

（1）一般采取病变远隔部位取穴,不同疾病取穴各异,应辨证取穴。

（2）灸炷的大小,壮数的多少,需视皮损的大小及深浅而定。

（3）务必使药力达到病所,以痛者灸至不痛、不痛者灸至感到痛为止。

（4）在施灸时要随时调节施灸距离,掌握施灸时间,以皮肤红晕为度,防止烫伤。

【操作要点】

（1）无瘢痕灸一般灸3～5壮,使局部皮肤充血起红晕为度。

（2）瘢痕灸每炷必须燃尽方可继续加炷施灸,一般灸5～10壮。因施灸时疼痛较剧,灸后产生化脓并留有瘢痕,所以灸前必须征得患者的同意。对施灸中的疼痛,可用手在施灸部位周围轻轻拍打,以缓解灼疼。在正常情况下,灸后1周左右,施术部位化脓（称"灸疮"）,5～6周后,灸疮自行痊愈,结痂脱落,留下瘢痕。

（3）隔姜灸用鲜姜切成约1 cm厚的薄片,中间以针刺数孔,置于施术处,上面再放艾炷灸之。姜片厚度适中。

（4）隔盐灸用食盐填敷于脐区,上置大艾炷连续施灸,至证候改善为止。

（5）温和灸将艾条的一端点燃,对准施灸处,距0.5～1寸进行熏烤,使患者局部有温热感而无灼痛。一般每处灸3～5 min,至皮肤稍起红晕为度。

（6）雀啄灸上下移动或均匀地向左右方向移动或反复旋转施灸。

【常见意外反应处理】

（1）艾灸后局部皮肤潮红,水疱。水疱较小者,可以不用处理,待其自行复原。水疱较大者,可行针刺破。同时也可以在灸疮上每日敷艾灸膏,促进脓的产生,增强灸效。灸伤一般不用包扎。

（2）瘢痕灸如患者自觉疼痛难忍,应停止操作,待患者放松后再次操作,

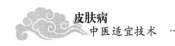

如仍觉疼痛难忍,应取消治疗。

(3) 如在治疗过程中,患者突然发生头晕、目眩、心慌、恶心,甚至晕厥的现象,应及时停止操作,让患者平卧,头部稍低,保持空气流畅,必要时给予吸氧。

温 针 灸 法

温针灸是针刺与艾灸结合应用的一种方法,适用于既需要留针而又适宜艾灸的病症。温针之名首见于《伤寒论》,但其方法不详。本法兴盛于明代,明代高武《针灸聚英》及明代杨继洲之《针灸大成》均有载述:"其法,针穴上,以香白芷作圆饼,套针上,以艾灸之,多以取效……此法行于山野贫贱之人,经络受风寒者,或有效。"近代已不用药饼承艾,但在方法上也有一定改进。其适应证已不仅仅局限于风湿疾患,而且扩大到多种病症的治疗。

【常用器具】

临床常选用直径 0.18~0.30 mm 的 1.5 寸或 2 寸的一次性针灸针、治疗盘、75%医用酒精棉球、艾绒或艾条、酒精灯、小口玻璃瓶;必要时准备浴布、屏风等物。

【操作方法】

(1) 备齐用物,携至床旁,核对姓名、诊断,确定腧穴部位及方法,做好解释工作,取得合作。

(2) 根据应灸腧穴部位,取适当体位,协助患者松开衣裤,暴露应灸腧穴部位,用纱布(或小毛巾)清洁局部皮肤,注意保暖。

(3) 将针刺入腧穴得气后并给予适当补泻手法,留针时将纯净细软的艾绒捏在针尾上,或用艾条一段(长 1~2 cm)插在针柄上,点燃施灸。待艾绒或艾条烧完后除去灰烬,将针取出。

【适应证】

痤疮、带状疱疹、带状疱疹后遗神经痛、扁平疣、跖疣、神经性皮炎、银屑病、硬皮病、斑秃、白癜风、慢性湿疹、痛风等。

【禁忌证】

实证、热证、阴虚发热者,颜面、五官、有大血管和黏膜的部位,妊娠期妇女的胸腹部和腰骶部,皮损破溃合并感染者,均不宜施灸。

【注意事项】

(1)操作前给患者做好解释工作,消除不必要的紧张焦虑。

(2)避免患者在紧张、饥饿、疲劳时进行治疗。

(3)患处皮肤要严格消毒,避免感染。

(4)入针、出针要迅速,且不宜针过深,避免滞针。

(5)治疗当天患处避免碰水,保持干燥清洁,避免感染。

(6)施灸后,局部皮肤出现微红灼热,属于正常情况,无须处理。如因施灸过量,时间过长,局部出现小水疱,只要注意不擦破,可自然吸收。如水疱较大,可用消毒的毫针刺破水疱,放出水液;或用注射器抽出水液,并以消毒纱布包敷。

(7)施灸的补泻方法在临床上可根据患者的具体情况,结合腧穴性能,或隔物的药性,酌情使用。

(8)艾绒团必须捻紧,严密观察艾条燃烧情况,防止艾灰脱落灼伤皮肤或烧坏衣物。

(9)施灸过程中,随时询问患者有无灼痛感,及时调整距离,防止烫伤,并观察病情变化及有无体位不适。

(10)用过的艾条、艾绒等,应装入小口玻璃瓶或铁筒内,以防复燃。

【常见意外反应处理】

(1)如患者自觉疼痛难忍,应停止操作,待患者放松后再次操作,如仍觉疼痛难忍,应取消治疗。

(2)如入针或出针时受阻,应及时停止操作,轻轻按压针穴周围皮肤,再缓慢出针,切记强硬地将针拔出。

(3)如操作时,不慎打翻酒精灯,引起烫伤,应及时扑灭火焰,烧烫伤部位用凉水冲洗降温,后予以冷敷避免创面加深。严重者于外科或烧伤科就诊。

(4)如在治疗过程中,患者突然发生头晕、目眩、心慌、恶心,甚至晕厥的

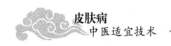
现象,应及时停止操作,让患者平卧,头部稍低,保持空气流畅,必要时给予吸氧。

雷 火 灸 法

雷火灸是在古代雷火神灸之实按灸的基础上,改变其用法与配方,创新发展而成的治疗方法。该法利用药物燃烧时的热量,通过悬灸的方法刺激相关穴位,其热效应激发经气,使局部皮肤腠理开放,药物透达相应穴位内,起到疏经活络、活血利窍,改善周围组织血液循环的作用。

雷火灸是近年被大家逐渐关注的灸疗产品,雷火灸源于明代出现的雷火神针,首见于明代李时珍《本草纲目·卷六》,它是用一些药物处方制成药艾,条形如大爆竹状,点燃之后隔棉纸10层在穴位上进行实按温灸。实按灸在临床中不易被患者接受,现在临床常用的雷火灸在古代雷火神针的基础上变更配方,并将其用于悬灸和盒灸,突破雷火神针实按灸的治疗形式。雷火灸其成分除了艾绒还有配伍其他的中药成分,因此,雷火灸具有药效峻、火力猛、渗透力强、治疗面广的特点。

【常用器具】

治疗盘、雷火灸艾条、大头针、灸具、酒精灯、打火机、刮灰板。必要时备浴布、屏风等物。

【操作方法】

(1) 遵医嘱确定施灸部位及施灸方法。

(2) 拧开灸具顶部,揭开灸具底部,拿起药艾条从底部向前推至露出约5 cm,取大头针在灸具两边针孔插入固定药艾。撕开药艾前端包装纸,点燃药艾。药艾对准施灸部位,距离皮肤2~3 cm施灸。

(3) 雷火灸常用的基本手法:①补法,横向或纵向距离皮肤3 cm灸5~6 min。②平补平泻法,顺时针打圈,距离皮肤2~5 cm灸5~6 min。③泻法,用雀啄灸法距离皮肤2 cm,点刺穴位7次。

(4) 灸毕将艾条彻底熄灭,清洁局部皮肤。每次每穴按灸7~10次,至皮肤红晕为度。每日或隔日 1 次,10 次为 1 个疗程。

【适应证】

主要用于治疗因风、寒、湿、瘀等病邪所致的荨麻疹、慢性湿疹、神经性皮炎、银屑病、瘙痒症、带状疱疹后遗神经痛等疾病。

【禁忌证】

糖尿病患者、妊娠期妇女、皮损破溃合并感染者、皮肤局部合并严重静脉曲张者、有严重系统性疾病及合并其他皮肤病者;如常有自发性出血、外伤等局部损伤后出血不止者。

【注意事项】

(1)操作前给患者做好解释工作,消除不必要的紧张焦虑。

(2)避免患者在紧张、饥饿、疲劳时进行治疗。

(3)患处皮肤要严格消毒,避免感染。

(4)施灸过程中,随时询问患者有无灼痛感,以适时调整距离。施灸时应保持施灸部位表面皮肤有温热感,但不可灼伤皮肤。灸至局部皮肤发红,深部组织发热为度。

(5)治疗当天患处避免碰水,保持干燥清洁,避免感染。

【常见意外反应处理】

(1)施术者应严肃认真,专心致志,认真操作。施灸前应对患者说明施灸要求,消除恐惧心理。

(2)根据患者的体质和病证施灸,取穴要准,灸穴勿过多,热力应充足,火力宜均匀,切勿乱灸、暴灸。

(3)施灸过程中,应防止艾火烧伤衣物、被褥等。施灸完毕,必须将艾条或艾炷熄灭,以防止发生火灾。对于昏迷、反应迟钝或局部感觉消失的患者,应注意勿灸过量,避免烧烫伤。

(4)如施灸过程中,患者突感头晕、目眩、心慌、恶心,甚至晕厥的现象,应及时停止操作,让患者平卧,头部稍低,保持空气流畅,必要时给予吸氧。

(5)如患者自觉疼痛难忍,应停止操作,待患者放松后再次操作,如仍觉疼痛难忍,应取消治疗。

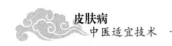
热 敏 灸 法

人体在疾病状态下,相关腧穴对艾热异常敏感,产生一个或多个非局部和(或)非表面的热感(透热、扩热、传热等),甚至非热感(酸、胀、压、重、痛、麻等),其他非相关腧穴对艾热仅有局部和表面的热感,这种现象称为腧穴热敏化现象,这些腧穴称为热敏化腧穴,对热敏化腧穴进行相应的艾灸治疗称为热敏灸。

艾灸仅强调施灸过程中的腧穴产生局部热感和皮肤红晕,并不强调艾灸治疗过程中产生感传活动。热敏化腧穴在艾热刺激下能像针刺一样高效地激发经脉感传,艾灸必须激发经脉感传才能提高疗效,针灸学家们提出了"灸之要,气至而有效"的新理论,完善和发展了"刺之要,气至而有效"的针灸理论,并进一步提出热敏灸理论,确立"辨敏施灸"的新治则,创立热敏化腧穴悬灸的新疗法。

【常用器具】
治疗盘、艾条、酒精灯、小口玻璃瓶,必要时备浴布、屏风等物。

【操作方法】
腧穴热敏化艾灸疗法全部采用艾条悬灸的方法,结合临床运用及腧穴热敏化的特性,将艾条悬灸分为单点灸、双点灸、三点灸,部分灸法需达到灸感四相过程为度,即Ⅰ相潜伏期(灸感尚未出现或即将出现)、Ⅱ相上升期(局部出现热感渗透、扩散、酸、胀、重、麻等感觉外,灸感沿一定的路线传导,直达病区)、Ⅲ相发挥期(灸感维持感传路线及感传强度)及Ⅳ相消退期(灸感强度逐渐减弱,沿感传路线逐渐回缩,直至消失)。

(1) 单点灸:根据临床操作需要,将单点灸分为回旋灸、雀啄灸、温和灸与循经往返灸。

1) 回旋灸:用点燃的纯艾条在患者体表,距离皮肤 3 cm 左右,均匀地左右或往复回旋施灸。以患者感觉施灸部位温暖舒适为度。临床操作以 1~3 min 为宜。

2）雀啄灸：用点燃的纯艾条对准患者施灸部位，一上一下地摆动，如麻雀啄食一样，以患者感觉施灸部位波浪样温热感为度。临床操作以 1~3 min 为宜。

3）循经往返灸：用点燃的纯艾条在患者体表，距离皮肤 3 cm 左右，沿经络循行往返匀速施灸，以患者感觉施灸路线温热为度。临床操作 1~3 min。

4）温和灸：将点燃的纯艾条对准已经施行上述三个步骤的腧穴热敏化部位，在距离皮肤 3 cm 左右施行温和灸法，以患者无灼痛感为度。临床操作以完成灸感四相过程为度，不拘泥实际操作时间。

（2）双点灸：即同时对两个腧穴热敏化进行艾条悬灸操作。操作手法包括回旋灸、雀啄灸、循经往返灸、温和灸。临床操作以完成灸感四相过程为度，不拘泥实际操作时间。

（3）三点灸：包括三角灸和 T 形灸，即同时对三个腧穴热敏化进行艾条悬灸操作。操作手法包括回旋灸、雀啄灸、循经往返灸、温和灸。三点灸的适用部位为颈项部、背腰部、胸腹部，如风池（双）与大椎、肾俞（双）与腰阳关、天枢（双）与关元等。临床操作也以完成灸感四相过程为度。

【适应证】

荨麻疹、多发性跖疣、难治性跖疣、褥疮、斑秃、灰指甲、过敏性紫癜、小儿红臀症等。

【禁忌证】

无论外感或阴虚内热证，凡脉象数疾者禁灸；高热、抽搐或极度衰竭形瘦骨弱者，亦不宜灸治。心脏虚里处、大血管处、皮损破溃合并感染处、皮薄肌少筋肉积聚部位，妊娠期妇女的下腹部及腰骶部均不可施灸。

【注意事项】

（1）操作前给患者做好解释工作，消除不必要的紧张焦虑。

（2）避免患者在紧张、饥饿、疲劳时进行治疗。

（3）患处皮肤要严格消毒，避免感染。

（4）施灸起落要呈垂直方向，即将针垂直地按下，垂直地提起，如此反复操作，是以患者自己的热敏灸感消失为度的施灸时间。

（5）若灸穴疼痛灼热不能忍受时，可用手拍打穴位周围，或在其附近抓

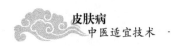

挠,或拍打身体其他部位,以分散其注意力,从而减轻疼痛。

(6)治疗当天患处避免碰水,保持干燥清洁,避免感染。

【常见意外反应处理】

(1)施术者应严肃认真,专心致志,认真操作。施灸前应对患者说明施灸要求,消除恐惧心理。

(2)根据患者的体质和病症施灸,灸穴勿过多,热力应充足,火力宜均匀,切勿乱灸、暴灸。

(3)灸治中,出现晕灸者罕见。若一旦发生晕灸,则应按晕针处理方法而行急救。

(4)施灸过程中,应防止艾火烧伤衣物、被褥等。施灸完毕,必须将艾条或艾炷熄灭,以防止发生火灾。对于昏迷、反应迟钝或局部感觉消失的患者,应注意勿灸过量,避免烧烫伤。

(5)如患者自觉疼痛难忍,应停止操作,待患者放松后再次操作,如仍觉疼痛难忍,应取消治疗。

三、腧穴疗法

耳穴埋豆法

耳穴埋豆是将王不留行等植物的籽或金属磁珠等，用胶布粘贴于耳部的穴位上，通过刺激耳穴进行防治疾病的一种中医外治方法。本法基于中医经络理论，对内科、外科、妇科、儿科、皮肤科、耳鼻喉眼科等多种疾病都有治疗作用。与针灸疗法相比，又有无创、无痛的优势。

耳穴疗法在我国历史悠久、源远流长，它经历了一个长期的发展过程。我国现存最早成书可追溯到战国至秦汉时期的经典医籍《黄帝内经》就有关于耳穴疗法的记述，《黄帝内经·灵枢》不仅首次提出耳穴诊治疾病的原理，而且还有耳穴的描述和应用耳郭治病的记载。如《灵枢·五邪》篇云："邪在肝，则两胁中痛……取耳间青脉以去其掣。"《灵枢·口问》篇云"耳者，宗脉之所聚也。"晋代葛洪著《肘后备急方》云："耳卒痛，蒸盐熨之。"唐代《千金要方》有取耳中穴治疗马黄、黄疸、寒暑疫毒等病。宋代《苏沈良方》中，摩熨耳目，以助真气。元代罗天益《卫生宝鉴》载："灸耳后青丝脉，可治小儿惊痫。"明万历年间朝鲜的许浚《东医宝鉴》引用中国道家的方法"以手摩耳轮，不拘遍数，诚所谓修其城廓、以补肾气、以防聋聩也。"明代杨继洲《针灸大成》其耳穴名和取穴方法一直沿用至今。清代汪宏氏著《望诊遵经》中，专有"望耳诊病法纲"讨论耳郭望诊。

现代对耳穴诊疗的系统研究始于20世纪50年代，近年来，耳穴埋豆疗法普遍被医务人员所应用。耳穴埋豆法疏通经络、调节脏腑之气，具有清热泻火、补气、止痛的作用。

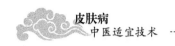

【常用器具】

临床常选用治疗盘、75%酒精、棉签(或棉球)、镊子、穴位探针、胶布、剪刀、王不留行(或磁珠耳穴贴)。

【操作方法】

(1) 备齐用物,携至床旁,做好解释,取得患者的配合。

(2) 患者取侧卧位或坐位。

(3) 术者一手持耳轮后上方,另一手持探针由上而下在选区内找敏感点,常规消毒。

(4) 埋豆:将王不留行黏于 7 mm×7 mm 胶布中间(或直接采用带胶布磁珠贴),贴于所选穴位上,并用指腹按压。

(5) 一边按压一边询问患者有无酸、胀、痛等得气感。

(6) 操作完毕,清理用物,归还原处。

(7) 留埋期间,嘱患者用手反复按压,进行压迫刺激,每次 1~2 min,每日按 2~3 次,以加强疗效,夏季留置 1~3 天,冬季留置 7~10 天。

(8) 撤籽:撤除胶布和王不留行,观察局部皮肤如有无红肿或破溃,及时给予处理。

【适应证】

头面部损容性皮肤病如扁平疣、痤疮、酒渣鼻等;头面部带状疱疹;慢性湿疹、慢性荨麻疹、皮肤瘙痒症等。

【禁忌证】

耳郭炎症、外伤、畸形患者,妊娠期妇女。

【注意事项】

(1) 按压时力度适宜,以局部产生酸麻胀痛或有感觉循经络放射传导为得气为宜,不可用力搓动压丸,以免引起皮肤破溃。

(2) 耳穴贴不可留置过久,防止因胶布持久刺激引起皮肤过敏或破溃。

(3) 耳穴留埋期间,保持耳郭干燥,避免运动出汗或淋浴。如胶布潮湿应及时更换。

(4) 取贴时动作轻柔,避免暴力撕拉,以减轻疼痛,防止皮肤损伤。

【常见意外反应处理】

（1）如患者自觉疼痛难忍，应停止操作，待患者放松后再次操作，如仍觉疼痛难忍，应取消治疗。

（2）如果耳穴贴处皮肤有瘙痒、红肿、渗出等不适，应立即取下耳穴贴，并及时复诊。

（3）极少数发生耳穴贴脱落掉入外耳道，应立即复诊取出。

穴 位 埋 线 法

穴位埋线法属穴位埋植法的一种，是用埋线针将医用羊肠线埋入穴位，通过羊肠线这种异种蛋白组织对穴位产生持久而柔和的生理、物理和生物化学的刺激，以此达到治疗疾病的目的。该疗法产生于 20 世纪 60 年代初期，在针刺治疗疾病的基础上发展而来，是具有中医特色的中医外治法。该法基于中医的经络理论，是一种长效针灸疗法，弥补了针灸原有的治疗时间短、治疗次数多、疗效不持久的缺点，具有疏通经络、调节脏腑之气，具有清热泻火、补气养血、止痒止痛的作用，充分体现了《灵枢·终始》篇所言"久病者，邪气入深，刺此病者，深内而久留之"的中医治则思想。本法具有操作简便、疗效显著、创伤较小、不良反应小、患者依从性好、临床应用范围广等优点。

【常用器具】

临床常选用治疗盘、75%酒精、棉签（或棉球）、穴位探针、镊子、剪刀、可吸收羊肠线、一次性埋线针（或腰椎穿刺针）、胶布。

【操作方法】

（1）备齐用物，携至床旁，做好解释，取得患者的配合。

（2）根据穴位，患者取各种卧位。

（3）术者持穴位探针在选穴区内找敏感点，常规消毒。

（4）埋线：将可吸收线剪为 2~3 cm 线段，植入埋线针，埋线针刺入所选穴位的皮下，深度根据患者脂肪厚度决定，深度一般 1.5 cm 以上，植入可吸收线，拔出针头，并立即用棉签按压数秒钟。

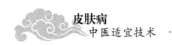

（5）按压后观察无出血,胶布贴于埋线针孔处。

（6）操作完毕,清理用物,归还原处。

【适应证】

头面部损容性皮肤病如扁平疣、痤疮、酒渣鼻、黄褐斑等,带状疱疹后遗神经痛、慢性湿疹、慢性荨麻疹、皮肤瘙痒症、结节性痒疹等。

【禁忌证】

严重心脑血管疾病患者、糖尿病患者、肺结核等传染病患者、特殊过敏体质者、瘢痕体质者、妊娠期妇女。

【注意事项】

（1）埋线后 12 h 内局部禁止洗浴,避免运动出汗。

（2）埋线后局部会出现微肿、酸胀感是正常反应。

（3）埋线后饮食清淡,忌海、河鲜,烟酒及辛辣刺激食物。

【常见意外反应处理】

（1）如患者自觉疼痛难忍,应停止操作,待患者放松后再次操作,如仍觉疼痛难忍,应取消治疗。

（2）如在埋线过程中,患者突然发生头晕、目眩、心慌、恶心,甚至晕厥的现象,应及时停止操作,让患者平卧,头部稍低,保持空气流畅,必要时给予吸氧。

（3）如埋线后局部皮肤有严重红肿、渗出等不适,应立即复诊,对症处理。

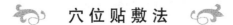

穴 位 贴 敷 法

穴位贴敷法是将中药配方研为药粉,与一定的基质调成膏糊状,贴敷在一定的穴位上,通过药物和穴位的共同作用以治疗疾病的一种外治方法。

早在春秋战国时期,帛书《五十二病方》中已有用白芥子捣泥外敷头顶部（百会穴）,使局部红赤发泡以治疗毒蛇咬伤的方法,此为最早的外治法。《灵枢·经筋》篇中也有关于马膏、白酒和桂外敷治"口僻"的记载,此为用膏药之始。以后历代医家通过不断地医疗实践发现,在逐步形成药物和穴位结合治疗疾病的基础上有不同程度的发挥,晋代葛洪《肘后备急方·卷三》中出现了穴位贴敷方剂,发泡截疟。如"治寒热诸疟方第十六"中"治疟疾寒多热少,或但寒不热,临发时,以醋和附子末涂背上";治面神经麻痹"乌头研末,以鳖血调敷,待正,则即揭去"等。到了明、清时期,穴位敷贴使用更为广泛,内容丰富多彩,方法多种多样。明代朱棣《普济方》用药敷涌泉治鼻渊。李时珍《本草纲目》曾提到磁石末调面敷于胸上可治"大肠脱肛",吴茱萸贴足心治"咽喉口舌生疮",药敷神阙穴治水肿等。民间亦有暖脐膏贴脐温中止泄泻,用毛茛叶捣饼敷贴外关治黄疸,用"吴萸粉醋调敷两足心治失眠"等。清代吴师机对外治法进行了系统的总结,阐明内治法与外治法的理、方、药都是相通的,大力推崇和发展了外治法,在《理瀹骈文》中说"外治之理,即内治之理;外治之药,亦即内治之药;所异者,法耳。"并专以外治法统治诸病,涉及内、外、妇、儿、五官、皮肤等多科病种,贴敷方有膏、丹、丸、散、饼、栓、泥等多种剂型,穴位贴敷或发泡验方不胜枚举。

穴位贴敷法既有穴位刺激作用,又可通过皮肤组织吸收药物的有效成分,发挥明显的药理效应,因而具有双重治疗作用。现代医学研究,穴位贴敷对人体具有免疫调节的作用。穴位贴敷根据药物配方不同起到通经活络、清热解毒、活血化瘀、消肿止痛等作用。

【常用器具】

治疗盘、盐水棉球、药物、油膏刀、无菌棉垫或纱布、胶布或绷带;若需药物临时调配,需治疗碗、药物、基质(如麻油、饴糖、水、蜜、醋、凡士林、甘油等)。

【操作方法】

(1)药物制备:采用洁净药材,将药物烘干,粉碎,过 80~100 目筛。将药粉与适量基质充分的混合备用。

(2)患者取侧卧位或坐位,根据患者病情,按规定选择相应的穴位。

(3)75%乙醇或 0.5%~1%碘伏棉球或棉签在施术部位消毒。

(4)将已制备好的药物直接贴压于穴位上,然后外覆医用胶布固定;或先将药物置于医用胶布粘于正中,再对准穴位粘贴。

(5)成人每次贴药保留时间为 1~2 天,儿童贴药保留 12~24 h。间隔时

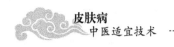

间和疗程根据疾病和药物配方而定。

【适应证】

慢性湿疹、慢性荨麻疹、皮肤瘙痒症、银屑病、白癜风等。

【禁忌证】

妊娠期妇女、婴儿、过敏体质者。

【注意事项】

（1）穴位定位准确性影响疗效。贴敷部位避开关节，防止活动脱落。

（2）穴位贴敷药物不可留置过久，防止因药物或胶布持久刺激引起皮肤过敏或破溃。

（3）穴位贴敷期间，保持皮肤干燥，避免运动出汗或淋浴。如胶布松动应及时更换。

（4）取下胶布时动作轻柔，避免暴力撕拉，以减轻疼痛，防止皮肤损伤。

【常见意外反应处理】

（1）穴位贴敷后如患者自觉瘙痒或疼痛难忍，应立即取下，防止皮肤刺激损伤。

（2）如果贴敷处皮肤有瘙痒、红肿、渗出等不适，应立即取下耳穴贴，并复诊。

穴 位 注 射 法

穴位注射法是在经络、腧穴或压痛点、皮下阳性反应点上，适量注射液体药物，以防治各类疾病的方法，是针刺穴位与药物相结合的一种方法。

该方法保留了中医经穴的作用特点，针刺和药物作用不仅可以直接刺激穴位，而且由于药物在穴位处存留的时间较长，可增强与延长穴位的治疗效能，并使之沿经络循行以疏通经气，直达相应的病理组织器官，充分发挥穴位和药物的共同治疗作用。该法具有清热凉血、活血化瘀、调和脾胃、祛瘀生新、荣养肌肤的作用，且简单易行、见效迅速。自 20 世纪 50 年代穴位注射法产生以来，广泛应用于临床各科，取得良好效果。

【常用器具】

使用消毒的注射器和针头,根据使用药物的剂量大小及针刺的深度选用不同的注射器和针头。常用的注射器为 1 mL(用于耳穴和眼区穴位)、2 mL、5 mL、10 mL、20 mL;常用针头为 4~6 号。

【操作方法】

(1)根据所选穴位及用药量的不同选择合适的注射器和针头。

(2)局部皮肤常规消毒后,用无痛快速进针法将针刺入皮下组织,然后缓慢推进或上下提插,探得酸胀感等"得气"感应后,回抽一下,如无回血,即可将药物推入。

(3)一般疾病用中等速度推入药液;慢性病体弱者用轻刺激,将药液缓慢轻轻推入;急性病体强者可用强刺激,快速将药液推入。如需注入较多药液时,可将注射针由深部逐步提出至浅层,边退边推药,或将注射针更换几个方向注射药液。

(4)每周 1 次,一般每次取单侧两个穴位,第二次注射时取对侧两个穴位,4 次为 1 个疗程。

【适应证】

湿疹、带状疱疹后遗神经痛、慢性湿疹、急性荨麻疹、皮肤瘙痒症、痤疮、白癜风、跖疣等皮肤病。

【禁忌证】

(1)妊娠期妇女的下腹部、腰骶部和三阴交、合谷等穴不宜用穴位注射疗法。

(2)年老、体弱者,选穴宜少,药液剂量应酌减。

(3)局部皮肤有感染,瘢痕或有出血倾向及高度水肿者禁用。

【注意事项】

(1)操作前给患者做好解释工作,应该向患者说明本疗法的特点和注射后的正常反应。如注射局部出现酸胀感、4~8 h 内局部有轻度不适,或不适感持续较长时间,但是一般不超过 1 天。

(2)患者劳累、饥饿、精神高度紧张时及血证、水肿患者不宜使用。

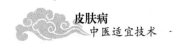

（3）严格遵守无菌操作、防止感染。

（4）应避免血管方向进针，注射之前需回抽未见血才可注射；每穴位注射量不宜过多，一般不宜超过 1.5 mL。治疗时应对患者说明注射后局部可能有酸胀感，一般不超过 48 h。

（5）初次接受治疗者，最好取卧位，注射部位不宜过多，以免晕针。

【常见意外反应处理】

（1）如患者自觉疼痛难忍，应停止操作，待患者放松后再次操作，如仍觉疼痛难忍，应取消治疗。

（2）如回抽见血，需退出注射器，不可注入药物。

（3）若进针时，患者有触电感即退针，改变深度与部位然后再注入药液。

（4）如入针或出针时受阻，应及时停止操作，轻轻按压针穴周围皮肤，再缓慢出针，切记不能强硬地将针拔出。

（5）如在治疗过程中，患者突然发生头晕、目眩、心慌、恶心，甚至晕厥的现象，应及时停止操作，让患者平卧，头部稍低，保持空气流畅，必要时给予吸氧。

四、手 法 类

捏 脊 法

捏脊疗法是连续捏拿脊柱部肌肤,以防治疾病的一种治疗方法,它具有疏通经络、调整阴阳、促进气血运行、改善脏腑功能及增强机体抗病能力等作用。常用于治疗小儿"疳积"之类病症,因此又称"捏积疗法",属于小儿推拿术的一种。捏脊疗法通过捏提等法作用于背部的督脉、足太阳膀胱经。由于督脉总督诸阳,背部足太阳膀胱第一侧线分布区又为脏腑背俞穴所在,"迫藏近背",与脏腑密切相关,因此捏脊疗法在振奋阳气、调整脏腑功能方面的作用比较突出。

【常用器具】
无特殊器具,可垫一块毛巾,操作者手上可沾上爽身粉做润滑的介质。

【操作方法】
(1)用拇指指腹与食、中指指腹对合,挟持肌肤,拇指在后,食、中指在前。
(2)然后食、中指向后捻动,拇指向前推动,边捏边向项枕部推移。
(3)两手沿脊柱两旁,由下而上连续地夹提肌肤,边捏边向前推进,自尾骶部开始,一直捏到项枕部为止(一般捏到大椎穴,也可延至风府穴)。
(4)重复3~5遍后,再按揉肾俞穴2~3次。
(5)一般每日或隔天捏脊1次。

【适应证】
小儿脾胃虚弱型湿疹、神经性皮炎、痱子、口腔溃疡等。

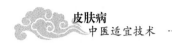

【禁忌证】

脊柱部皮肤破损,或患有疖肿等皮肤病患者,不可使用本疗法。伴有高热、心脏病或有出血倾向者慎用。

【注意事项】

(1)本疗法一般在空腹时进行,饭后不宜立即捏拿,需休息2 h后再进行。

(2)施术时室内温度要适中,手法宜轻柔。

(3)体质较差的小儿每日次数不宜过多,每次时间也不太长,以3~5 min为宜。

【常见意外反应处理】

如治疗过程中,患儿突然发生头晕、目眩、心慌、恶心,甚至晕厥的现象,应及时停止操作,让患儿平卧,头部稍低,保持空气流畅,必要时给予吸氧。

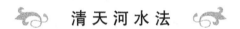

清 天 河 水 法

天河水位于前臂正中内侧,腕横纹至肘横纹成一直线。小儿推拿专著《保婴神术》载"心经有热作痰迷,天河水过作洪池;三焦有病寒热魔,天河过水莫蹉跎;心经有热运天河,六腑有热推本科"。清天河水,是清法代表,治各种热证,实热虚热均适宜。如邪在卫分,症见发热、恶风、口渴、汗出,邪在气分之高热、烦躁、大汗、脉洪大,邪入营血之神昏、抽搐、谵妄等,以及阴虚火旺之潮热、盗汗、口干咽燥、五心烦热等用之均佳。

皮肤科将清天河水法主要用于清热凉血,治疗斑疹、紫癜、皮肤干燥瘙痒等。《幼科推拿秘书》载:"清天河,天河穴在膀膊中,从坎宫小天心处,一直到手弯曲池,……取凉退热,并治淋疴昏睡,一切火症俱妙。"清天河水能疏通经络,扶正祛邪,调整脏腑功能,提高机体免疫力,达到清热的目的。

【常用器具】

无特殊器具,可垫一块毛巾,操作者手上可沾上爽身粉做润滑的介质。

【操作方法】

（1）操作者左手轻轻握住婴幼儿左手（以左手为例，双手均可操作，每次只做一侧即可），充分暴露穴位点。

（2）右手食、中指并拢，以双指腹部接触患儿天河水穴位处，在穴位区域，由腕向肘方向推动。

（3）有一定的按压力，力量均衡柔和，速度为每分钟220～280次。

【适应证】

小儿湿疹、痱子、口腔溃疡、斑疹、紫癜、皮肤干燥瘙痒等。

【禁忌证】

39℃以上的发热患者及局部皮肤破溃者。

【注意事项】

（1）因推拿要充分暴露，请注意保暖，可覆一层铺巾，在铺巾里的空间进行操作。

（2）小儿皮肉较嫩，动作宜轻柔而有节奏，以小儿舒适为度，严防搓破皮肤。

（3）推拿后应及时补充凉白开水或淡盐水。

（4）推拿后每个小时测一次体温。如体温确无下降趋势，请速就医。

【常见意外反应处理】

如在治疗过程中，患儿突然发生头晕、目眩、心慌、恶心，甚至晕厥的现象，应及时停止操作，让患儿平卧，头部稍低，保持空气流畅，必要时给予吸氧。

拔 罐 法

拔罐法是以陶罐、玻璃罐、竹罐等为工具，借热力排去罐中空气，使罐内形成负压，吸附于皮肤上，产生刺激，使被拔部位的皮肤充血，以达到防治疾病的目的。拔罐法古称角法，又称吸筒法，早在马王堆汉墓出土的帛书《五十二病方》中就有记载，历代中医文献中亦多论述，主要为外科治疗疮疡时，用来吸血

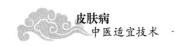

排脓;后来又扩大应用于肺结核、风湿病等内科病证。随着医疗实践的不断发展,不仅罐的质料和拔罐的方法不断得到改进和发展,而且治疗的范围也逐渐扩大,外、内等科都有它的适应证,并经常和针刺配合使用。中医认为,拔罐法可以促使经络通畅、气血旺盛,具有活血行气、止痛消肿、散寒、除湿、散结拔毒、退热等作用。

【常用器具】

医用竹罐、陶罐、玻璃罐。

【操作方法】

(1)用7~8号粗铁丝,一头缠绕石棉绳或线带,做好酒精棒。

(2)使用前,将酒精棒稍蘸95%酒精,用酒精灯或蜡烛燃着,将带有火焰的酒精棒一头,往罐底一闪,迅速撤出,马上将火罐扣在应拔的部位上,此时罐内已成负压即可吸住。

(3)目前新型的直接抽吸罐也很方便操作。投火纸、滴酒法、贴棉法和水罐等操作方法目前临床已较少使用。

【适应证】

痤疮、黄褐斑、荨麻疹、神经性皮炎、扁平疣、带状疱疹、皮肤瘙痒症及银屑病等疾病。

【禁忌证】

传染性皮肤病患者、严重心脏病患者、血小板减少性紫癜患者、白血病患者及血友病等出血性疾病患者、急性外伤性骨折患者及皮肤溃烂部或有较大瘢痕者、皮肤肿瘤(肿块)部位、静脉严重曲张部位、妊娠期妇女的腹部及腰骶部。

【注意事项】

(1)在运用罐体温熨法时应注意罐体温度不宜过高,以免烫伤患者。

(2)施术完毕后走罐部出现紫红色瘀点、瘀斑(即出痧),或兼微热痛感为正常反应,1~2天后即自行消失。

(3)有因体质原因不能出痧者,不一定强求出痧。

(4)施术完毕后特别注意饮适量温水,注意避风。

（5）其他注意事项与针灸疗法相同。

【常见意外反应处理】

（1）如患者自觉疼痛难忍，应停止操作，待患者放松后再次操作，如仍觉疼痛难忍，应取消治疗。

（2）如在治疗过程中，患者突然发生头晕、目眩、心慌、恶心，甚至晕厥的现象，应及时停止操作，让患者平卧，头部稍低，保持空气流畅，必要时给予吸氧。

走 罐 法

走罐法是以陶罐、玻璃罐、竹罐等为工具，借热力排去罐中空气，使罐内形成负压，吸附于皮肤上，然后用手推动罐上下或左右移动，以防治疾病的方法。走罐法是在拔罐法的基础上变化而成。拔罐法古称角法，此法最早记载在《五十二病方》，"牡痔居窍旁，大者如枣，小者如核者，方以小角角之，如孰（熟）二斗米顷，而张角"，其中"以小角角之"即用小兽角吸拔。走罐法最早见于1956年田成庆发表在上海中医药杂志的《拔罐法》，文中提及走罐的方法。2008年国家规范走罐操作标准，即"用罐吸拔后，一手握住罐体，略用力将罐沿着一定路线反复推拉，至走罐部位皮肤紫红为度"。中医认为走罐法具有祛风散寒祛湿的作用。

【常用器具】

医用竹罐、陶罐、玻璃罐。

【操作方法】

（1）用7~8号粗铁丝，一头缠绕石棉绳或线带，做好酒精棒。

（2）使用前，将酒精棒稍蘸95%酒精，用酒精灯或蜡烛燃着，将带有火焰的酒精棒一头，往罐底一闪，迅速撤出，马上将火罐扣在应拔的部位上，此时罐内已成负压即可吸住。

（3）用罐吸拔后，一手握住罐体，略用力将罐顺着经脉肌肉走向做单向的拉罐或推罐运动。

（4）吸罐深度为 1~15 mm，走罐速度 10~50 cm/s，将罐沿着一定路线反

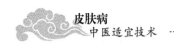

复推拉,至走罐部位皮肤紫红为度。

【适应证】

痤疮、黄褐斑、荨麻疹、神经性皮炎、扁平疣、带状疱疹、皮肤瘙痒症及银屑病等疾病。

【禁忌证】

传染性皮肤病患者、严重心脏病患者、血小板减少性紫癜患者、白血病患者及血友病等出血性疾病患者、急性外伤性骨折患者及皮肤溃烂部或有较大瘢痕者、皮肤肿瘤(肿块)部位、静脉严重曲张部位、妊娠期妇女的腹部及腰骶部。

【注意事项】

(1)在运用罐体温熨法时应注意罐体温度不宜过高,以免烫伤患者。

(2)施术完毕后走罐部出现紫红色瘀点、瘀斑(即出痧),或兼微热痛感,为正常反应,1~2天后即自行消失。

(3)有因体质原因不能出痧者,不一定强求出痧。

(4)施术完毕后特别注意饮适量温水,注意避风。其他注意事项与针灸疗法相同。

【常见意外反应处理】

(1)如患者自觉疼痛难忍,应停止操作,待患者放松后再次操作,如仍觉疼痛难忍,应取消治疗。

(2)如在治疗过程中,患者突然发生头晕、目眩、心慌、恶心,甚至晕厥的现象,应及时停止操作,让患者平卧,头部稍低,保持空气流畅,必要时给予吸氧。

刮 痧 疗 法

刮痧法是利用边缘光滑的器具如特制刮痧板、瓷碗边缘、塑料板、小汤匙、硬币等,蘸以油性介质,在体表需要治疗的部位单方向反复刮拭,以皮肤发红甚至出痧为度。它的历史可追溯到旧石器时代,人类在患病时用手或石片拍打或锤击某些部位,病痛得以改善,这就是最早的砭石治病,而刮痧法亦是砭石的另外一个延续。在《五十二病方》中多处论述"布炙以熨""抚以布"。《世医得效方》中,元代医家危亦林较早对痧证有了明确论述。郭志邃《痧胀玉衡》:"刮痧法,背脊颈骨上下,又胸前胁肋两背肩臂痧,用铜钱蘸香油刮之。"吴尚先《理瀹骈文》:"阳痧腹痛,莫妙以瓷调羹蘸香油刮背,盖五脏之系,咸在于背,刮之则邪气随降,病自松解。"如今刮痧疗法不仅是一种治病救人的方法,而且因为其取材多样、疗效确切、操作方法易学等优点,已经在社会上得到了广泛普及,用于家庭保健、防病养生等范畴。

【常用器具】

特制刮痧板、瓷碗边缘、小汤匙。

【操作方法】

(1)根据患者的病情和医生的综合判断,首先进行诊断,决定是不是刮痧的适应证,以便确定在哪些部位进行刮拭。

(2)选择适宜进行刮痧操作的体位,并暴露将要刮拭的部位,用热毛巾擦拭清洁,并使患者放松。

(3)依次均匀涂抹刮痧介质,用刮痧板轻轻往返涂抹,并摩擦相应部位的皮肤,使患者觉得局部有热感为度。

(4)刮痧次序是指对人体进行刮拭时,所选择刮拭部位的顺序。一般来讲,刮痧顺序总的原则是先头面后手足,先胸腹后背腰,先上肢后下肢,逐步按顺序刮痧。正常情况下各部位的刮拭方向是由上向下,由内向外,单方向刮拭。

(5)单手握板,将板放置掌心,一侧由拇指固定,另一侧由食指和中指固定,也可由拇指以外的其余四指固定,利用腕力进行刮拭,刮痧板移动方向与皮肤之间夹角以45°为宜,不可角度太大或使用削铲之法。

【适应证】

痤疮、荨麻疹、神经性皮炎、皮肤干燥症、皮肤瘙痒症、带状疱疹及养颜美容等。

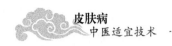

【禁忌证】

（1）有严重的心脑血管疾病、肝肾功能不全、全身浮肿、皮肤溃烂或严重过敏者等，禁止刮痧。

（2）妊娠期妇女的腹部、腰骶部禁止刮痧。心尖部及体表大血管处不宜重力刮痧。

（3）人体之眼睛、口唇、舌体、耳孔、鼻孔、乳头、肚脐、前后二阴等部位禁止刮痧。

（4）凡体表有疖肿、破溃、疮痈、痣、斑疹和不明原因包块处禁止刮痧。

（5）急性扭伤、创伤的疼痛部位或骨折部位禁止刮痧。

（6）有接触性皮肤传染病者禁止刮痧。

（7）有出血倾向者慎用本法，如糖尿病晚期、严重贫血、白血病、再生障碍性贫血患者和血小板减少者慎用。

（8）过度饥饱、过度疲劳、醉酒者，不可使用重力进行大面积刮痧。

（9）精神病、精神高度紧张，急躁或刮痧不合作者禁用刮痧。

【注意事项】

患者的体位是否合适，选择好合适的刮痧部位后，尽量暴露。若刮拭部位不清洁，请用消毒用品，热毛巾、卫生纸巾或酒精棉球擦洗干净，预防感染。刮痧时应保持室内适宜温度，尤其是在冬季应避免伤风受寒；夏季应避免风扇、过堂风及空调直吹刮拭部位。刮痧后，不宜即刻食用生冷食物或洗冷水澡。年迈体弱、儿童、疼痛敏感的患者，使用轻手法刮拭并注意观察患者面色表情及全身情况。

【常见意外反应处理】

（1）如患者自觉疼痛难忍，应停止操作，待患者放松后再次操作，如仍觉疼痛难忍，应取消治疗。

（2）如在治疗过程中，患者突然发生头晕、目眩、心慌、恶心，甚至晕厥的现象，应及时停止操作，让患者平卧，头部稍低，保持空气流畅，必要时给予吸氧。

五、外 治 类

中 药 涂 擦 法

中药涂擦法是指用适当器具(如棉签、纱布块、棉球或小毛刷等)蘸取药液(水溶液、药油、药酒、药醋等)、软膏、药糊、乳剂或混悬剂等,均匀搽于患处的治疗方法。中药涂擦法最早在宋代时期即有记载,见于《太平圣惠方》,如"治疗腰腿脚风痹冷痛有风,川乌头三个去皮脐,为散,涂帛贴,须臾即止";又如《圣济总录》记载:"膏取其膏润,以祛邪毒,凡皮肤蕴蓄之气,膏能消之,又能摩之也",已初步探讨了膏能消除"皮肤蕴蓄之气"的中药涂擦治病的机制。

中医认为中药涂擦具有清凉止痒、祛风杀虫、润肤去痂、软坚散结等作用。

【常用器具】

棉签、纱布块、棉球或小毛刷。

【操作方法】

(1)药液类涂药法:用棉签、棉球或小毛刷蘸取适量药液,搽于患处。每日2~3次。

(2)软膏类涂药法:用棉签、纱布块或手指洗净后,蘸取适量软膏,均匀薄搽于患处,不用覆盖。每日1~2次。

(3)洗剂涂药法:先将药物充分摇匀,即刻用小毛刷蘸取药物搽于患处。每日2~3次。

【适应证】

本法可用于多种药物,故适应证广泛,如急性、亚急性或慢性皮肤病均可选用。

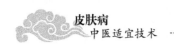
【禁忌证】

急性炎症、皮肤破流滋水、疮面糜烂之处,感冒时忌大面积涂擦,对涂擦药物过敏者。

【注意事项】

(1) 皮损处应涂满药物。

(2) 应尽量避免将药物涂至正常皮肤面。

(3) 随时注意药物的过敏反应,一旦发生过敏,应及时停药。

(4) 大面积涂擦药物时,要注意预防感冒。

(5) 某些药物(如汞、砷制剂等)大面积涂用时,应注意防止吸收中毒。

【常见意外反应处理】

(1) 涂药液类时,每次用棉签等蘸取药液的量不可过多(切忌药液从棉签上滴落),应视皮损大小分数次涂擦,这样就不会有多余药液流到健康皮肤处。

(2) 涂软膏类时,一般作用较缓和的大多数软膏、乳剂、药糊等,可用手指涂药,但涂药前后要注意洗手。凡有毒性、刺激性或腐蚀性的药物应避免用手涂药,此时最好用止血钳(或镊子)夹持6~8层小纱布块蘸药外涂。涂药时要适当用力揉动,以促软膏类渗透。

(3) 涂洗剂时,每次蘸药前均应充分摇动,以使药物混匀。

(4) 涂药时要按一定顺序,这样可避免遗漏部位。

(5) 为防止某些药物(如汞、砷制剂)的吸收中毒,对大面积皮损涂药时,可采取两种药物隔日轮换用药或身体上下部轮换用药的方法。

中药溻渍法

中药溻渍法是用药物煎汤在患部进行湿敷、淋洗、浸泡,祛除毒邪,从而达到治疗的目的,是中医传统外治法之一。"溻"是将饱含药液的纱布或棉絮敷于患处,"渍"是将患处浸泡于药液之中,溻渍疗法是溻疗和渍疗的组合。

该治疗方法最早见于东晋时期,陈延之的《小品方》中有"溻渍"等记载,如"溻渍肿毒",用"升麻汤,溻渍肿,常令湿润,即消"。唐代《千金要方》,"治痈疽发背,猪蹄汤,渍疮两食顷洗,拭令干,敷麝香膏"。《千金翼方》中治疗痈疽,用"溻渍方:大黄、黄芩、白蔹各三两,芒硝一两半",煎汤,"以故帛四重内汁中,以笺肿上,暖复易,昼夜为之……"可见溻渍疗法多用于痈疽疮肿之类,认识到了湿敷具有消肿止痛之效。同时古人对溻渍的方法也做了详尽的描述,如清代《医宗金鉴·外科心法要诀》曰:"软帛叠七、八重,蘸汤勿令大干,复于疮上,两手轻按片时,帛温再换,如此再按四、五次。"

【常用器具】

治疗盘、中药外洗方(根据具体病症选方用药)、敷料罐、镊子(两把)、弯盘、纱布、治疗巾、剪刀,必要时备无菌蒸馏水(稀释药液用)、毛巾、屏风等。

【操作方法】

(1)核对医嘱,评估患者,做好解释。

(2)备齐用物,携至病床。

(3)病室环境准备:室内温度宜在 20~22℃。

(4)患者准备:取舒适体位,暴露湿敷部位,注意保暖。

(5)将 4~8 层纱布浸于常温药液中,将纱布拧至不滴水即可,敷于患处,时间 15~20 min。

(6)期间浇淋药液于纱布上,以保持湿度,观察患者皮肤反应,询问患者的感受。

(7)操作完毕,清洁皮肤,协助患者整理衣物,取舒适体位。

【适应证】

下肢溃疡、湿疹继发感染、丹毒水疱糜烂等。

【禁忌证】

急性传染病患者、对外用中药过敏者、疮疡脓肿迅速扩散者。

【注意事项】

(1)操作前给患者做好解释工作,消除不必要的紧张焦虑情绪。

(2)避免患者在紧张、饥饿、疲劳时进行治疗。

(3)遵医嘱予以适宜药液浓度湿敷。

(4)需根据季节温度变化,适当地调整湿敷药液的温度,注意患者的舒

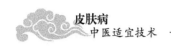

适度。

（5）治疗时室温不应低于20℃，关闭门窗，避免患者感受风寒。冬季治疗时应注意保暖。

（6）告知患者治疗结束2~3 h后方可清洗或沐浴。

【常见意外反应处理】

（1）治疗过程中观察局部皮肤反应，如出现红斑、丘疱疹、痒痛等症状时，应立即停止治疗，及时对症处理。

（2）如在治疗过程中，患者突然发生头晕、目眩、心慌、恶心，甚至晕厥的现象，应及时停止操作，让患者平卧，头部稍低，保持空气流畅，必要时给予吸氧。

中药腐蚀法

中药腐蚀疗法是指选用具有腐蚀作用的药物，敷涂患处，以蚀去恶肉，促使新肉长出，从而治疗体表疮疡、癌瘤、流痰等病证的方法。本法属古代"追蚀法"范畴。中药腐蚀疗法早在周代就有用腐蚀药物除去坏死组织的记载，《周礼·天官》云："疡医下士八人，掌肿疡、溃疡之祝药劀杀之齐。"其中"杀"即是用腐蚀剂去恶肉或剪去恶肉。元代齐德之《外科精义》卷上说："盖疮疽脓溃烂之时，头小未破，疮口未开或毒气未出，疼痛难忍者，因此立追蚀之方法，使毒气外泄而不内攻，恶肉易去，好肉易生也。"明代汪机的《外科理例》阐述了追蚀脓法："若疮疖脓成未破于上薄皮剥起者，当用破头代针之药安其上，以膏药贴之。脓出之后，用搜脓化毒药……"明代陈实功在《外科正宗》中详细记载了提脓祛腐的主药升丹的配方、制法、作用及使用方法等。

中医认为腐蚀疗法具有使不正常的组织得以腐蚀枯落的作用。

具有腐蚀性的中药有升丹、白降丹、红升丹、轻粉、冰片、乳香、血竭、鸦胆子等。现代科学证明，升丹化学成分主要为汞化合物，红升丹中还含有氧化铅、有毒，能杀菌、消毒作用，可使病变组织与药物接触面的蛋白质凝固坏死，逐渐与健康组织分离后而脱落，增强创面正常组织活力与再生。轻粉、冰片、乳香、血竭等可加强化腐作用,可配合升药、轻粉具有抗感染、敛疮作用。冰片清热防腐抑菌,乳香活血散瘀、消肿止痛,血竭活血去腐、消肿生肌。

【常用器具】

各种提脓祛腐或祛腐生肌药、碘伏、生理盐水、无菌纱布、过氧化氢、剪刀等。

【操作方法】

由于腐蚀平胬成方的药物组成不同,药性作用有强弱之分,因此在临床上应根据其适应证而分别使用。使用时可将其直接掺于疮口上,亦可掺于膏药、油膏上盖贴。

(1)白降丹,适用于溃疡疮口太小,脓腐难去,桑皮纸或丝绵纸做成裹药插入疮口,使疮口开大,脓腐易出;如肿疡脓已成而不能穿溃,亦可用白降丹少许,水调和点放毒顶,代刀破头;也可用于赘疣,点之可以腐蚀枯落;以米糊做条,用于瘰疬,则能起攻溃拔核的作用。

(2)枯痔散,一般用于痔疮,将此药涂敷于痔核表面,能使其焦枯脱落。

(3)三品一条枪,插入患处能腐蚀漏管,也可以蚀去内痔,攻溃瘰疬。

(4)脑砂散,用于耳痔、鼻痔,可蚀去息肉。

(5)平胬丹,适用于疮口胬肉突出,掺药其上,能使胬肉平复。

(6)水晶膏、五妙水仙膏,挑少许点于皮损上,不可太过,恐伤好肉。可用于鸡眼、赘疣等。

【适应证】

凡肿疡在脓成未溃时;疮疡破溃以后疮口太小,引流不畅;疮口僵硬,胬肉突出,腐肉不脱等妨碍收口时均可使用;痔疮、瘰疬、赘疣、息肉等病。

【禁忌证】

妊娠期妇女,对升丹或汞、砒过敏者,以及皮损破溃合并感染者。

【注意事项】

(1)病变在眼部、唇附近的应慎用,以免损伤黏膜等组织。头、指、趾等肌肉薄近骨之处,不宜使用过烈的腐蚀药物,即使需要应用,也需加赋形药减其峻猛之性,以免损伤筋骨。大面积疮面者慎用,以防发生汞中毒。

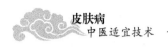

（2）掺烈性的腐蚀药，以不伤及周围健康组织为原则，腐蚀目的一旦达到，应立即改用其他提脓生肌药。不要长期、过量使用。

（3）升丹为汞制剂，宜用不透光瓶装置，以免氧化变质。

中药熏蒸法

中药熏蒸疗法又叫蒸汽疗法、汽浴疗法、中药雾化透皮疗法，是以中医理论为指导，利用药物煎煮后所产生的蒸汽，通过熏蒸机体达到治疗目的的一种中医外治疗法。早在《黄帝内经》中就有"摩之浴之"之说，而东汉初年成书的《武威汉代医简》中用热熏治疗脾胃疾病的描述可谓是熏蒸的最早应用记载。《理瀹骈文》曾指出"外治之理，即内治之理；外治之药，即内治之药，所异者法耳"。该疗法具有发汗解表、和卫散邪、疏通腠理、调气和血、解毒辟秽、杀虫止痒等诸多功用，具有用药价廉，操作方便，简便有效，无明显毒副作用。该疗法可广泛用于全身多种皮肤病的治疗。

【常用器具】
中药熏蒸治疗仪。

【操作方法】
（1）备齐用物，携至仪器前，解释目的、方法。
（2）取合适体位，暴露熏蒸部位，冬季注意保暖。
（3）根据病情或医嘱确定熏蒸部位。
（4）检查仪器是否完好，接好电源，加入药物。
（5）根据部位选择合适体位，注意保暖和遮挡。
（6）熏蒸开启。
（7）熏蒸过程中，观察及询问患者温度是否过高。
（8）操作完毕，清洁局部皮肤，协助患者着衣，安排舒服体位，清理用物，洗手。

【适应证】
神经性皮炎、银屑病、慢性湿疹、皮肤瘙痒症、鱼鳞病、黄褐斑、冻疮等。

【禁忌证】

饥饿、过度疲劳、饮食之后；年龄过大或体质虚弱者；有开放性创口、感染性病灶者；患有重症心脏病、高血压等疾病患者；妇女月经期、妊娠期妇女；急、慢性心功能不全；重症贫血、大失血、急腹症、重症精神病患者。

【注意事项】

（1）熏蒸机运转工作中，禁止私自调校治疗时间、治疗温度。

（2）老人和儿童如使用熏蒸床，应有家属看护。

（3）治疗中的护理内容包括注意熏蒸中的水量变化，严禁药液干涸。

（4）熏蒸过程中注意水温的变化，避免烫伤情况的发生。

（5）观察患者有无眩晕等不适症状，冬季注意保暖。

（6）治疗后护理注意及时擦干躯体，熏蒸治疗后不宜洗冷水澡。

（7）熏蒸治疗完毕后及时补充水分或饮用温度适中的果汁和淡盐水，忌生、冷、海鲜类饮食。

【常见意外反应处理】

（1）治疗过程中如果出现恶心、呕吐、胸闷、气促、心跳加快等情况，应立即告知当值医生或治疗师。

（2）熏蒸后出现皮肤过敏、红肿等症状的应暂停治疗，并及时对症处理。

（3）如在治疗中或治疗后，患者突然发生晕厥、呼吸不适等过敏性休克现象，应及时停止操作，积极予以吸氧等抢救措施。

中药药浴法

中药药浴疗法是中医的重要组成部分，最早记载始于东汉张仲景所著的《金匮要略》，书中已载有用苦参汤坐浴狐惑病蚀于下部者。唐朝孙思邈在《千金要方》中载有以药物洗浴治疗痔瘘的方法。明代《普济方》《万病回春》《本草纲目》，清代《医宗金鉴》《外科正宗》《外治寿世方》等著作中都有采用药浴疗法治疗各种疾病的记载。由此说明这一疗法为历代医家普遍使用。

药浴疗法的基本原理基于《黄帝内经》"从内之外者，调其内；从外之内

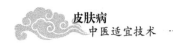

者,治其外;从内之外盛于外,先调其内而后治其外;从外之内而盛于内者,先治其外,而后调其内;中外部相及,则治主病"。

现代医学认为中药药浴可以使局部的毛细血管扩张,促进局部血液和淋巴循环,加速新陈代谢,改善周围组织的营养,从而起到消炎消肿作用。同时又能刺激皮肤的神经末梢感受器,通过神经反射作用,激发机体的自身调节功能,从而阻断原有的病理反射,达到调节脏腑功能,促进疾病康复的目的。且中药药浴能够直接作用于患处,避免肝脏和肾脏的代谢,使药效充分发挥。配合不同功效的中药坐浴,具有良好的消肿止痛、清热解毒、杀虫止痒的作用。

【常用器具】

医用或家用浴盆。

【操作方法】

(1)先煎煮中药 15~30 min,去渣取药液加入沸水 1 000~1 500 mL 混合,放入浴盆。

(2)中药药浴前先排尿、排便。待药液冷却到适宜温度后,患者先试水温,后将治疗部位浸泡在药液 20~30 min,随时加热水保持一定温度。

(3)坐浴结束后用清洁的毛巾擦干,一般无须冲洗。每日 1 次。

【适应证】

银屑病、湿疹、体癣等疾病。

【禁忌证】

皮损破溃或合并感染者。女性在经期、妊娠期、产后 1 月内、阴道出血和盆腔急性炎症期不宜坐浴。

【注意事项】

(1)避免患者在紧张、饥饿、疲劳时进行治疗。

(2)药浴温度不宜过高,防止烫伤,水温下降后时应及时调节。

(3)药浴水量不宜过多,一般以浴盆 1/2 满为宜,以免坐浴时外溢。

(4)药汤温度要适宜。熏洗时间较久。药汤稍凉一些,需要再次加热,持续温热熏洗才能收到良好的效果。坐浴时不可太热,以免烫伤皮肤或是黏膜,也不可太冷,以免产生不良刺激,坐浴温度要以 40° 为适宜。

（5）女性在月经期、妊娠期、产后1月、阴道出血和盆腔急性炎症期不宜坐浴。

（6）坐浴过程中应留意面容和脉搏，如自觉乏力、眩晕应当立即停止坐浴。

（7）冬天应当注意室温及保暖。

【常见意外反应处理】

（1）如患者自觉水温过烫，疼痛难忍，应停止坐浴，待水温降低后再次操作。

（2）如在坐浴过程中，患者突然发生头晕、目眩、心慌、恶心，甚至晕厥的现象，应及时停止，让患者平卧，头部稍低，保持空气流畅，必要时给予吸氧处理。

六、现代技术类

中药倒模面膜法

中药倒模面膜疗法是集中医循经络穴位按摩、药物和理疗为一体,用以治疗面部皮肤病和皮肤保健的一种中医外治法。《本草纲目》中对中药面膜外治颜面皮肤病广有记载,"益母草入面粉,令人光泽,治粉刺""白牵牛酒浸为末涂面,去风刺粉滓"。

本法通过摩、揉、推、搓、按、叩、梳等各种手法的按摩以达到疏通经络、消积散瘀、宣畅气血、调和血脉的目的;同时借助定型粉冷却过程中的收缩、放热等物理作用,加速皮肤血液循环,增强其渗透性,促进了药物的吸收,从而达到消除疾病、医疗美容之目的。

【常用器具】
倒膜粉、纱条、铺巾、一次性毛巾。

【操作方法】
(1)患者仰卧位,洁面并面部离子喷雾 5~10 min。
(2)运用摩、揉、推、搓、按等手法进行面部按摩。
(3)用纱条对眼、眉、口做保护性遮盖。
(4)根据病变部位范围大小取适量药物,用开水调和成糊状,待稍凉后均匀地涂敷于患部 1~2 cm 厚,其上再覆盖塑料薄膜以保湿。
(5)约 30 min 后去除面膜,洗净面部即可。
(6)每周 1 次,4 周为 1 个疗程。

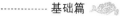

【适应证】

痤疮、酒渣鼻、面部疖肿、黄褐斑、扁平疣、脂溢性皮炎等疾病。

【禁忌证】

颜面皮肤对面膜的药物组成成分过敏者,有渗出倾向者,皮损破溃合并感染者。

【注意事项】

(1)按摩应由内向外,以帮助皮肤绷紧,防止松弛起皱。

(2)面膜倒模时,眼、鼻、口等一定要覆盖纱布,鼻孔不要涂上石膏,以免影响呼吸,感冒时注意张口。

(3)倒模用的石膏粉稀稠度要适中,操作时要迅速而均匀,以免石膏过早凝结成块。

(4)面膜治疗用药仍然遵循辨证论治的原则。

(5)敷面膜时间不宜过长,20～30 min 即可。按摩应自上而下,因为皮肤纹理多自上而下。

(6)患者宜自然闭目、闭唇、精神放松。

【常见意外反应处理】

(1)倒模后面部潮红,刺痒,一般 1～2 h 可自行消退,必要时局部冷喷 20 min。

(2)如在治疗过程中,患者突然发生胸闷、心慌等现象,应及时停止操作,取下模具,让患者平卧,保持空气流畅,必要时给予吸氧。

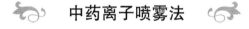

中药离子喷雾法

中药离子喷雾法是使用离子喷雾仪将中药雾化后,喷到患处以达到治疗作用的一种方法。

中药离子喷雾法是对传统中药熏蒸疗法的发展和创新,具有确切的临床疗效,是现代中医外治疗法的重要组成部分。

在皮肤病的治疗上,根据临床应用的具体情况,可分为冷喷和热喷两大类。

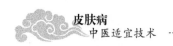
现代医学认为喷雾方式治疗的药液通过离子喷雾器以离子状态渗透皮肤进入体内,有利于药物吸收,充分发挥药效。冷喷治疗能够降低皮温、镇静皮肤及增加皮肤含水量,进一步减轻炎症反应,缓解患者的不适症状;热喷治疗可使局部血管扩张,改善血液循环,促进多种细胞活性物质参与免疫细胞的激活、分化和增殖,在调节炎症反应和变态反应中发挥作用,达到消炎、镇痛、安抚的疗效。

【常用器具】

离子喷雾机、量杯、一次性中单、纱布、干棉球、相关使用药物(如生理盐水、中药煎剂、胶原面膜贴等)。

【操作方法】

(1)将治疗所需的配置好的中药药液倒入量杯备用。

(2)在离子喷雾机的水槽中注入适当的药液,接通电源开关。

(3)协助患者取合适的体位,充分暴露皮损,治疗床上垫好一次性中单。

(4)调整喷雾头高度与角度,以患者自觉喷雾温度适宜为宜,若在头面部,必要时使用纱布盖眼、干棉球塞耳。

(5)每次治疗 15~20 min,每日 1 次。

(6)治疗结束后,关掉离子喷雾机的开关,协助患者擦干水渍,避免受凉。

【适应证】

面部皮炎、亚急性湿疹、痤疮、黄褐斑、扁平疣、带状疱疹、色素沉着等疾病。

【禁忌证】

妊娠期妇女、药物过敏者、皮损局部合并感染者、溃疡者。

【注意事项】

(1)离子喷雾机的水槽里面的水应适量,否则会影响出雾效果或烧断电阻丝。

(2)应定期更换水槽中的水,水槽需定期清洗。

(3)避免喷头距离皮损过近,一般 20~25 cm。

(4)离子喷雾机应放置在平稳处,治疗时不要碰撞机体。

(5)每日用干布擦拭仪器,用毕及时关闭开关,切断电源。

(6)喷雾面积不宜过大,如皮损面积大,应分区治疗。

（7）应注意保护眼睛。

（8）喷雾的距离、时间及用药量需根据病情灵活掌握。

【常见意外反应处理】

（1）若发生呼吸不畅,应调好喷口与面部的角度,避免喷出的蒸汽直射鼻孔。

（2）若出现短暂的视力模糊,应叮嘱患者全身放松,微闭双眼。

（3）在喷雾过程中,应随时观察喷雾状况,容器内的水量一定不能超过水位警戒线,以免产生喷水现象造成烫伤等事故。

中 药 封 包 法

中药封包是指以药膏、药糊等厚敷患处或一定穴位并保持密封的一种外治法。封包法与古籍中封裹法相似,《备急千金方》中记载了封包法治疗反花疮和火疮。"治反花疮,并治积年诸疮:牛蒡根热捣,和腊月猪脂封上。"又载"治火疮方栀子(四十枚)白蔹、黄芩(各五两)上三味,咀,以水五升,油一升合煎,令水气歇,去滓待冷,以淋之,令溜去火热毒,则肌得宽也。作二日,任意用膏敷,汤散治之。又方、熬油麻为末,和栀子仁涂之,唯浓为佳,若已成疮者,烧白糖灰粉之,即燥立瘥。"

中医认为封包法具有清热解毒、软坚散结、活血化瘀、舒筋活络、杀虫止痒的作用。

【封包药物选择】

（1）清热解毒类:金银花、连翘、黄芩、黄连、马齿苋等。

（2）收湿敛疮类:苦参、苍耳子、地肤子、茯苓等。

（3）软坚散结类:鸦胆子、皂角刺、夏枯草、三棱、莪术等。

（4）活血化瘀类:当归、丹参、鸡血藤、三七等。

（5）杀虫止痒类:蛇床子、土槿皮、百部、大风子等。

【操作方法】

（1）根据病情需要,制备药膏、药糊等。

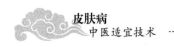
（2）将药物厚敷患处，待稍干后用纱布、保鲜膜或橡皮膏包封。

（3）视病情需要，确定封包时间及敷药次数。

【适应证】

（1）疖、痈、丹毒等感染性皮肤病。

（2）神经性皮炎，亚急性、慢性湿疹，扁平苔藓，斑块型银屑病，皮肤淀粉样变等慢性肥厚性皮肤病。

（3）掌跖角化病、胼胝、鸡眼、皲裂等角化增生性皮肤病。

（4）结节性痒疹、寻常疣、脂溢性角化等疣状增生性皮肤病。

【禁忌证】

急性皮炎，有水疱、渗出、糜烂者；颜面部、开放性伤口者；对封包材料过敏者。

【注意事项】

（1）封包药物的选择：对于急性皮炎，应当选用散剂封包；慢性肥厚性增生性皮炎，应当选用膏剂封包。

（2）注意封包的松紧度，避免过松或者过紧。

（3）敷药后尽量密封，以便于保持药物的湿度，发挥最大的药效。

（4）掌握封包时间，防止腐蚀性药物过度损伤正常皮肤组织；急性皮炎者，封包时间应当控制在 1 h 左右，每日 2 次；慢性肥厚性增生性皮炎者，封包时间控制在 3~4 h，每日 1 次。

（5）选择合适的敷料，急性皮炎或者敏感性高的皮肤，宜选用纱布或者毛巾等透气性好的敷料；慢性肥厚性皮肤或者敏感性低的皮肤，宜选用保鲜膜等密封度好的敷料。

【常见意外反应处理】

（1）如患者自觉疼痛难忍时应停止封包，放松敷料；如仍觉疼痛难忍应停止封包治疗。

（2）治疗后局部封包部位出现红斑、丘疹、水疱、瘙痒等不良反应，应停止封包治疗，必要时给予抗过敏、止痒等对症治疗。

临 床 篇

一、感染性皮肤病

单纯疱疹

单纯疱疹是由人类单纯疱疹病毒感染所致的病毒性皮肤病。中医学称之为"热疮",认为其多由外感风温热毒所致,反复发作者可见热邪伤津,阴虚内热之证。本病皮疹好发于皮肤黏膜交界处,呈局限性簇集性小水疱,有微痒和灼热感;以病毒长期潜伏、易反复发作为临床特征。

【诊断】

本病临床上可分为初发型与复发型两型,以复发型为多见。

初次感染常伴有全身症状、皮损范围广泛、病程稍长,临床分型为疱疹型龈口炎、接种性疱疹、疱疹性湿疹、新生儿单纯疱疹、疱疹性角结膜炎。

部分患者在原发感染消退后,受到发热、劳累等诱因刺激而反复发作,常见于口周鼻腔周围等皮肤黏膜交界处或面部、外阴等其他部位。复发型与初发型相比,多见于成人,全身或局部表现较轻。

发作早期局部皮肤发痒、灼热或刺痛,随后出现红斑、针头或米粒大小簇集水疱群,可相互融合,水疱壁薄,疱液清亮,基底微红。数天后水疱自行溃破、糜烂、渗液,后干燥结痂,继而愈合不留瘢痕。皮损发生在外阴部的称为生殖器疱疹,属性传播疾病。

根据皮肤黏膜交界处的簇集性水疱群,自觉症状轻,皮损局部有灼热感;病程短、反复再发,在发热或胃肠功能紊乱时发生,即可诊断。必要时可行病毒培养鉴定或疱液抗原检测以确诊。

【鉴别诊断】

（1）带状疱疹：由水痘—带状疱疹病毒引起的急性感染性皮肤病,好发于成人,发病率随年龄增大而显著上升。皮疹具有单侧性和按神经节段分布的特点,沿外周神经走向呈带状分布,不超过正中线;由集簇性的疱疹组成,疱间皮肤正常,刺痛明显。

（2）脓疱疮：多见于儿童,流行于夏秋季节。好发于面部、四肢等暴露部位。皮疹初起为散在的水疱,迅速增大,疱液由清亮变浑浊,呈脓疱样,破溃后脓液干燥结成蜜黄色厚痂。

（3）固定型药疹：有明确用药史,其特点在于每次服同样药物后常在同一部位发生。好发于外生殖器、口唇和手背等处。药疹形状特殊,初起局部瘙痒,继而出现水肿样圆形或椭圆形红斑,颜色为鲜红或紫红色,发作愈频色素愈深,愈合后遗留色素沉着。

【治疗】

（1）辨证论治

1）肺胃热盛证

证候：群集小水疱,伴刺痒、灼痛,多见于颜面部或口周、鼻侧;自觉周身不适,心烦,小便黄,大便干燥。舌红,苔黄,脉弦数。

治法：疏风清热解毒。

方药：辛夷清肺饮加减。疱多疹红者加大青叶、升麻;眼周有皮疹者加石决明、千里光。

2）肝经湿热证

证候：成簇状水疱群,灼热痒痛,易破溃糜烂结痂,常见于外阴;大便秘结,尿赤。舌红,苔黄,脉数。

治法：清热利湿。

方药：龙胆泻肝汤加减。大便干者加生大黄以泻下通腑。

3）阴虚内热证

证候：反复发作,经年不愈,咽干、唇燥,午后微热。舌红,苔薄黄,脉细数。

治法：养阴清热解毒。

方药：增液汤加减。口干者加沙参、生甘草。

（2）中医外治

1）皮损以丘疱疹为主，糜烂渗出偏重者，马齿苋水洗剂外洗或湿敷，每次10~15 min，每日2次。

2）皮损以糜烂和结痂为主，洁肤后取适量黄连膏外擦或外敷，每日3~4次或多次。

（3）西医治疗：局部治疗以收敛、干燥、防止激发感染为主，可外用酞丁安乳膏、阿昔洛韦乳膏涂擦；若有继发感染，可用盐酸金霉素眼膏、莫匹罗星软膏等；糜烂渗出严重时，可用硼酸洗液局部湿敷。全身治疗可选择核苷类抗病毒药物口服治疗。

【中医适宜技术】

（1）毫针法

用物准备：75%医用酒精棉球、无菌干棉球或无菌纱布、一次性医用毫针。

操作方法：使用75%医用酒精消毒局部皮肤后，右手持毫针刺入，左手按压针刺部位以固定腧穴皮肤，并通过提、插、捻转等操作方式促使针刺感应的获得。得气后留针20 min。出针时，以左手拇、食两指用消毒干棉球按于针孔周围，右手持针做轻微捻转，将针完全退出体外，并迅速用无菌干棉球揉按针孔，以防出血，每日1次。

1）适应证

肺胃热盛证者：主穴——曲池、合谷、大椎；配穴——鱼际、外关。

肝经湿热证者：主穴——胆俞、膀胱俞、阳陵泉；配穴——内庭、太冲。

阴虚内热证者：主穴——尺泽、肺俞、三阴交；配穴——太溪、鱼际、劳宫。

2）禁忌证：过于疲劳、精神高度紧张、饥饿者不宜针刺；妊娠期妇女下腹部穴位和肢体的某些敏感穴位禁止施针；局部破溃合并感染者、下肢静脉曲张患者、年老体弱者等应慎用以上疗法。

（2）中药涂擦法

用物准备：医用生理盐水、中药散剂（青黛、冰片）。

操作方法：青黛、冰片等份混合，兑成散剂。生理盐水清洁局部皮损处，将药粉撒在其上，2天一次。一般用药2~3次后，疮面基本结痂，继续用药

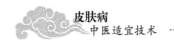
可愈。

1) 适应证:单纯疱疹患者。

2) 禁忌证:对药物组分过敏者。

【预防与调护】

(1) 饮食宜清淡,忌辛辣、肥甘厚味之品。

(2) 保持患处局部清洁干燥,预防继发细菌感染。

(3) 安全套可减少生殖器疱疹的传播;出现疱疹皮损即应避免性生活。

(4) 患有生殖器疱疹的产妇宜行剖宫产,以避免胎儿分娩时感染。

(5) 严禁口对口饲喂婴儿。

(6) 可预防接种 HSV 疫苗。

带 状 疱 疹

带状疱疹是一种皮肤上出现成簇水疱、呈带状分布、灼热刺痛的急性疱疹性皮肤病。因其好发于腰间,在古籍中又被称为"缠腰火丹""火带疮""蜘蛛疮"等。《医宗金鉴》卷六十四:"缠腰火丹蛇串名……此证俗名蛇串疮,有干湿不同,红黄之异,皆如累累珠形。"本病相当于西医的带状疱疹,其特点为皮肤上出现红斑、水疱或丘疱疹,簇集成群,排列成带状,沿一侧周围神经分布区出现,局部刺痛。

【诊断】

常见于成年人,发病率随年龄增大而呈显著上升趋势;好发于春秋季,潜伏期 7~14 天,前驱期可出现低热、乏力等。

好发部位依次为肋间神经、颅神经、腰骶神经支配区域。

皮损处常先出现潮红斑,很快出现粟粒至黄豆大小丘疹,簇状分布而不融合,继之迅速变为水疱,疱壁紧张发亮,疱液澄清,外周绕以红晕,各簇水疱群间皮肤正常。皮损沿某一周围神经呈带状排列,多发生在身体的一侧,一般不超过正中线。

神经痛为本病特征之一,可在发病前或伴随皮损出现,老年患者常较为剧烈。病程一般 2~3 周,老年人为 3~4 周,水疱干涸、结痂脱落后留有暂时性淡红色斑或色素沉着。

本病愈后可获得较持久的免疫,故一般不会再发。

特殊类型:①顿挫型,不出现皮疹,仅有神经痛。②不全型,仅出现红斑、丘疹而不发生水疱即消退。③泛发型,同时累及 2 个以上神经节产生对侧或同侧多个区域皮损。④其他类型,如大疱型、出血型、坏疽型。

【鉴别诊断】

(1)前驱期或顿挫型鉴别诊断:应与肋间神经痛、胸膜炎、阑尾炎、坐骨神经痛、尿路结石等鉴别。

1)肋间神经痛:多与胸椎椎间盘突出、胸椎结核、脊髓肿瘤等病变有关。表现为半环状肋间痛,并向胸腹前臂放射;咳嗽、深呼吸或打喷嚏加重;受累神经支配区可有感觉异常。

2)胸膜炎:多由肺炎、肿瘤、结核病、损伤等刺激胸膜致胸膜炎症;表现为深呼吸或咳嗽性胸痛,体格检查可闻及胸膜摩擦音,胸部 X 线检查可见肺野密度增高。

(2)发疹后鉴别诊断:需与单纯疱疹、虫咬皮炎、脓疱疮等鉴别。

1)单纯疱疹:由单纯疱疹病毒感染所致,好发于口唇、鼻周、面颊、外阴等处,可见皮肤黏膜交界处的成群水疱,自觉灼热瘙痒,多在 1 周后痊愈,但易于复发。

2)虫咬皮炎:由昆虫叮咬或毒液刺激所致,多有昆虫相关暴露史,皮损可呈风团样丘疹、丘疱疹等,瘙痒明显。

【治疗】

(1)辨证论治

1)肝经郁热证

证候:皮疹鲜红,疱壁紧张,灼热刺痛,伴口苦咽干,烦躁易怒,大便干或小便黄。舌红,苔薄黄或黄厚,脉弦滑数。

治法:清泻肝火,解毒止痛。

方药:龙胆泻肝汤加减。发于面部者加用牛蒡子、野菊花引药上行;疼痛剧烈者加用川楝子、延胡索理气止痛。

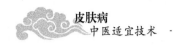

2）脾虚湿蕴证

证候：皮损颜色较淡，疱壁松弛、疼痛略轻。伴纳少腹胀，大便稀溏。舌淡，苔薄白或白腻，脉濡缓。

治法：健脾利湿，解毒止痛。

方药：除湿胃苓汤加减。发于下肢者加牛膝、黄柏利湿解毒；水疱大而多者加萆薢、车前草渗湿解毒。

3）气滞血瘀证

证候：皮损消退后局部疼痛不止。舌暗，苔白，脉弦细。

治法：理气活血，通络止痛。

方药：桃红四物汤加减。夜寐不安者加酸枣仁宁心安神；年老体虚者加黄芪、党参益气扶正。

（2）外治

1）水疱、红斑期，可用清热解毒药如大青叶、蒲公英、马齿苋、鱼腥草各30 g，水煎外洗，每日 1～2 次。

2）水疱未溃破时，可外用炉甘石洗剂，水疱破溃、渗液不多时可用紫草油、青黛油外擦。

3）水疱破溃、糜烂渗液较多时，地榆、五倍子、大黄、鱼腥草、紫草、甘草各30 g，水煎后湿敷。

（3）西医治疗：本病治疗原则为抗病毒、止痛、消炎、防治并发症。抗病毒药物当早期、足量使用，特别是 50 岁以上患者，有利于减轻神经痛，缩短病程。急性期疼痛可选择三环类抗抑郁药，亚急性或慢性疼痛可选择普瑞巴林，也可酌情选用非甾体类抗炎药。目前多认为糖皮质激素及早应用有助于缩短病程。

【中医适宜技术】

（1）毫针法

用物准备：75％医用酒精棉球、无菌干棉球或无菌纱布、一次性医用针灸毫针。

操作方法：使用 75％医用酒精棉球消毒局部皮损表面，在皮损边缘外侧0.2 cm 进针，针尖朝向皮损中心区域，呈 15°沿着皮下围刺，针距 1～2 cm，针刺入后留针 30 min,每日 1 次。

适应证:带状疱疹皮损疼痛者,或皮损消退伴后遗神经痛者。

禁忌证:皮损糜烂较重患者慎用,皮损破溃合并感染者、妊娠期妇女、血小板减少者等应慎用以上疗法。

(2)刺络放血法

用物准备:75%医用酒精棉球、无菌干棉球或无菌纱布、一次性医用梅花针或三棱针、医用玻璃罐或竹罐。

操作方法:用 75%医用酒精消毒皮损及周围(有水疱者可先用三棱针挑破,挤出疱液),以左手固定该区域,右手拇指、食指捏住针柄,利用腕部发力,用梅花针反复叩刺致微微出血;或用三棱针浅刺皮损致微微出血,随后迅速于叩刺处拔罐,拔罐 3 min 后取下,用无菌纱布迅速擦拭祛除血,操作完毕。每周 1 次,4 次为 1 个疗程。

适应证:带状疱疹皮损色鲜红或深红者尤为适用。

禁忌证:皮损糜烂较重患者慎用,皮损破溃合并感染者、妊娠期妇女、血小板减少者等应慎用以上疗法。

(3)火针法

用物准备:75%医用酒精棉球、医用酒精灯、打火机、无菌干棉球或无菌纱布、一次性医用针灸针(建议选用直径 0.25 mm 或 0.30 mm 的 1.5 寸针灸针)。

操作方法:先用 75%医用酒精消毒局部皮损表面后,以左手夹持被刺穴区,右手拇指、食指捏住 3~5 根一次性针灸针针柄,中指指腹紧靠针身中端,针尖 0.1~0.2 cm 于酒精灯处烧至发红,随即迅速刺入皮损处,并迅速出针。如此反复治疗皮损区域,依皮损大小可点刺数针或数十针。每周 1 次,4 次为 1 个疗程。

适应证:带状疱疹皮损疼痛者,或皮损消退伴后遗神经痛者。

禁忌证:皮损糜烂较重患者慎用,皮损破溃合并感染者、妊娠期妇女、血小板减少者等应慎用以上疗法。

(4)穴位注射法

用物准备:75%医用酒精棉球、无菌干棉球、一次性 2 mL 注射器、甲钴胺 1 mL。

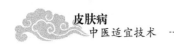

取穴：肋间神经痛选穴委中、肝俞、胆俞，颈部神经痛选穴大椎、曲池，三叉神经痛选穴下关、合谷，腰骶部神经痛选穴肾俞、足三里。

用甲钴胺 0.5 mL，取上述穴位进行注射，隔天 1 次，2 周为 1 个疗程。

操作方法：首先抽取甲钴胺，根据患者皮损部位，选择合适体位，局部消毒后，左手固定施术部位，右手持注射器对准穴位，快速刺入皮下，然后将针缓慢推进，达一定深度后产生得气感应，回抽无回血，便可将药液缓慢注入（下肢建议注射 0.5～1 mL 药液，上肢建议注射 0.5 mL 药液）。如所用药液较多时，可由深至浅，边推药液边退针，或将注射针向几个方向注射药液。

适应证：带状疱疹皮损疼痛者，或皮损消退伴后遗神经痛者。

禁忌证：妊娠期妇女、血小板减少者等应慎用。

【预防与调护】

（1）增强机体抵抗力，避免外邪侵袭，保持心情舒畅。

（2）注意休息，忌食肥甘厚味、鱼腥发物，当清淡饮食，多食水果蔬菜。

（3）忌用热水烫洗患处，内衣宜柔软宽松，以减少摩擦。

（4）皮损局部保持干燥、清洁。

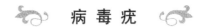

病 毒 疣

疣是由人乳头瘤病毒感染皮肤黏膜所引起的良性赘生物，临床上常见有寻常疣、扁平疣、跖疣和尖锐湿疣等，疣状表皮发育不良也被认为与人乳头瘤病毒感染密切相关。其中寻常疣属于中医学"千日疮""疣目""枯筋箭"的范畴，俗称"瘊子"；扁平疣属于中医学"扁瘊""晦气疮"的范畴；跖疣属于中医学"足瘊""千程蹇"的范畴；传染性软疣属于中医学"鼠乳"的范畴，俗称"水瘊子"；尖锐湿疣属中医学"瘙瘊""臊瘊"的范畴。《诸病源候论·鼠乳候》记载："鼠乳者，身面忽生肉，如鼠乳之状，谓之鼠乳。此亦是风邪搏于肌肉而变生也。"其特点：皮损呈疣状增生，好发于身体不同部位。

【诊断】

（1）寻常疣：多见于儿童和青年人，好发于手足背、手指足缘和甲缘等处，身体其他部位也可发生。皮损为粟米至黄豆大小的乳头状角化性灰褐色或正常皮色丘疹,表面粗糙,质地坚硬,可呈乳头瘤状增生;自身接种为病毒播散、皮损数目增多的重要途径。

(2)扁平疣:好发于青年男女颜面和手背,皮损为针尖至黄豆大小的淡褐色或正常皮色扁平丘疹,自觉症状轻或无。搔抓后可沿抓痕呈串珠状排列,即Koebner现象,即自体接种反应或同形反应。病程慢性,有自限性,但易复发。

(3)跖疣:好发于足底受压、摩擦或外伤部位的角质性丘疹,皮损初期为细小发亮的丘疹,逐渐增大形成淡黄色或褐黄色斑块,表面角化粗糙,界限清楚,边缘绕以稍高的角质环,中间微凹,其下有疏松的角质芯,可见毛细血管破裂出血而形成的小黑点,压痛明显。少数患者可累及手掌及趾间。多个疣体互相融合成角质片状,除去粗糙角质表层后,可见多个角质软芯,称为镶嵌疣。典型病例具有硬、粗、痛三大主症。

(4)传染性软疣:临床根据发病年龄可分为儿童和成人两型。本病潜伏期一般为2~3周。好发于躯干、胸前、肩胛、阴囊和肛门等处,但全身任何部位均可发生,有时可发生于唇、舌及颊黏膜。一般为自觉症状或轻度瘙痒。皮损为半球形隆起性丘疹,孤立散在不融合,表面蜡样光泽,中央有脐窝,能挤出乳酪样软疣小体,可自体接种。少数患者皮损呈异常巨大形,直径可达到10~15 mm,称为巨型软疣。部分患者的皮肤损害发生角化,类似小的皮角,称为角化性传染性软疣。

(5)尖锐湿疣:皮损好发于男女外生殖器、肛门,少数患者可见于腹股沟、口腔、乳房、指(趾)等处。发病前常有不洁性交史或间接接触史,发病有一定的潜伏期,一般为1个月至数月,平均为3个月。皮损初起为淡红色丘疹,逐渐增大,表面不平,柔软湿润,呈乳头状、蕈样或菜花状突起,红色或淡灰色,根部常有蒂,触之易出血。部分患者可在数月内自然消退,亦有少数尖锐湿疣可发生癌变。

【鉴别诊断】

寻常疣应与疣状痣、疣状皮肤结核等鉴别;扁平疣应与汗管瘤、毛发上皮瘤等鉴别;跖疣应与胼胝和鸡眼进行鉴别;单个巨形软疣,应与基底细胞上皮瘤和角化棘皮瘤等进行鉴别。发于面部者,应与扁平疣、粟丘疹和汗管瘤

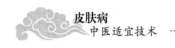

鉴别。

尖锐湿疣应与扁平湿疣、假性湿疣及阴茎珍珠状丘疹相鉴别:

(1)扁平湿疣:为二期梅毒患者在生殖器和肛门出现的皮肤损害,扁平潮湿的丘疹,表面较光滑,暗视野检查可查到梅毒螺旋体,梅毒血清反应阳性。

(2)假性湿疣:又名绒毛状小阴唇,是发生在阴唇黏膜的一种良性乳头瘤,皮肤多发生于小阴唇内侧,表面光滑无菜花状改变,无不洁性接触史。病理检查可进一步明确诊断。

(3)阴茎珍珠状丘疹:为环绕阴茎冠状沟的小珍珠状丘疹,表面光滑,多见于青壮年。发病与不洁性接触无关。

【治疗】

(1)辨证论治

1)肝郁血瘀证

证候:疣目较少,质硬顽厚,表面粗糙,状如花蕊,挤压疼痛;烦躁易怒;舌质暗红,苔薄黄,脉弦细;或病程较长,皮疹深褐,日久不消;常伴心烦易怒,胸胁痞满,口苦咽干。舌暗红或有瘀点,苔薄黄,脉浮数。

治法:疏肝解郁,活血散结。

方药:治疣方加减。皮损坚硬疼痛者,重用穿山甲、皂角刺、桃仁;发于上肢者,加白芷、菊花;发于下肢者,加牛膝、独活;红肿疼痛者,加连翘、紫花地丁,或桃仁四物汤合丹栀逍遥散加减;心烦易怒者,加柴胡、黄芩、广木香;皮疹深褐、凸显不甚者,加石决明、灵磁石、代赭石;胸胁痞满者,加陈皮、竹茹、黄连、郁金。

2)风热毒聚证

证候:淡红或红褐色扁平丘疹,突然发疹,数目增多,播散微痒;小便赤,大便干。舌红,苔薄白,脉浮数。

治法:疏风清热,解毒散结。

方药:马齿苋合剂加减。皮疹痒者加僵蚕、白芷;苔白腻者,加土茯苓、浙贝母;大便干者,加枳实、酒大黄。

3)风热客表证

证候:儿童多见,常发生在胸背、四肢或面部,针尖至黄豆大小的半球形丘疹,表面有蜡样光泽,中央有脐凹,可挤出白色乳酪样物。舌淡红,苔薄白,脉浮数。

治法:疏风清热,解毒消疹。

方药:桑菊饮加减。夹湿者加土茯苓、薏苡仁;瘙痒者加僵蚕、蝉蜕。

4)脾虚湿困证

证候:皮疹反复发作,散在分布在胸前、肩胛等处;伴体虚纳呆,大便稀溏。舌淡红,苔薄白,脉濡弱。

治法:健脾利湿,软坚散结。

方药:消疣饮加减。皮损不退者加桔梗、夏枯草;体虚纳呆者加黄芪、白术、防风;舌瘀紫者加丹参、郁金。

5)湿热下注证

证候:外生殖器或肛门等处出现疣状或菜花状赘生物,色褐或淡红,质软,表面秽浊潮湿,触之易出血,常伴恶臭;大便秘结,小便黄。苔黄腻,脉滑或弦数。

治法:清热解毒,利湿化浊。

方药:萆薢化毒汤加减。皮损干燥、坚硬者加红花、桃仁、浙贝母、甲珠;瘙痒重者加白鲜皮、地肤子。

6)脾虚毒蕴证

证候:外生殖器或肛门处反复出现疣状赘生物,屡治不愈;体弱肢倦,食少纳差,声低懒言,大便溏,小便清长。舌淡胖,苔白,脉细弱。

治法:益气健脾,化湿解毒。

方药:参苓白术散合黄连解毒汤加减。皮损坚硬者加莪术、红花、桃仁、浙贝母、甲珠。

7)肾虚血燥证

证候:皮疹日久不消,数目增多,色淡褐或深褐;伴面色无华,头昏耳鸣,肢软乏力。舌淡,苔少,脉沉细。

治法:滋肾柔肝,活血散结。

方药:当归饮子加减。阴虚夹湿者加土茯苓、薏苡仁;头昏耳鸣者加石决明、桑葚子、山茱萸。

8)肝虚血燥证

证候:皮疹紫暗,日久难消,肌肤甲错;面色无华,夜寐梦多。舌淡红,苔

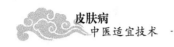

薄白,脉弦细涩。

治法:养血柔肝,软坚散结。

方药:当归饮子加减。夜寐不安者加百合、知母;皮疹日久不消者,加三棱、莪术;肌肤甲错者加阿胶、鹿角胶;五心烦热者加大青叶、青蒿、鳖甲。

9)气滞血瘀证

证候:足底或趾间赘疣隆起,表面粗糙,状如莲须,触碰压痛明显,局部皮肤干燥皲裂。舌淡红或有瘀点,苔薄白,脉弦。

治法:行气活血,解毒消疣。

方药:治瘊汤加减。疣体坚硬者加炮甲珠、丹参、乌梅;压痛明显者加灵磁石、石决明、蜈蚣;疣目多者加白花蛇舌草、忍冬藤;足汗多者可选用牛膝、穿山甲。

(2)外治

1)木贼草 20 g、香附 20 g、金银花 20 g、大青叶 20 g、马齿苋 20 g、红花 10 g,煎取浓汁,反复擦洗患处,每日 2~3 次。

2)鸦胆子去皮剥仁,捣烂如泥,敷于疣面,外贴胶布封固,3 日更换 1 次。

3)鸦胆子油、水晶膏或五妙水仙膏点于疣体,每日 1 次,直至腐蚀脱落。

4)疣目较多者,选用当归、川芎、大黄、甘草、红花、乌梅、五倍子、枯矾等,煎水浸泡或外洗患处,每日 2 次。

5)传染性软疣可用夹疣法,先用小镊子将皮疹中的乳酪样物夹出,后用碘伏外涂,并压迫止血。

(3)西医治疗:局部选用3%酞丁安乳膏治疗,每日 2 次;0.1% 维 A 酸乳膏或阿达帕林凝胶外用,每日 2 次;20%尿素霜外用,每日 2 次;5 -氟尿嘧啶软膏外用,但面部皮损使用后有刺激,并可遗留色素沉着,须慎用;冷冻、电灼、液氮、激光治疗应慎重,尤其是面部和皮损数目较多的患者,以免造成瘢痕和色素沉着;全身治疗可以选用利巴韦林片、阿昔洛韦片、泛昔洛韦片、伐昔洛韦片、聚肌胞、干扰素、板蓝根注射液肌内注射;也可选用盐酸左旋咪唑片、转移因子、胸腺素、卡介菌多糖核酸注射液、氧化镁、乌洛托品等口服或肌内注射的免疫疗法进行治疗。

【中医适宜技术】

（1）体针法

用物准备：75%医用酒精棉球、无菌干棉球或无菌纱布、一次性医用针灸毫针。

操作方法：取肺俞、曲池、风市、血海、足三里穴。先用75%医用酒精消毒施针部位表面后，以左手夹持被刺穴区右手拇指、食指捏住一次性毫针针柄，中指指腹紧靠针身中端，随即刺入穴位，每穴位施提插捻转泻法强刺激3 min，不留针。每日1次，10次为1个疗程。

适应证：病毒疣皮损为粟米至黄豆大小的乳头状角化性灰褐色或正常皮色丘疹，表面粗糙者。

禁忌证：对于糖尿病溃疡患者、下肢静脉曲张患者、皮损破溃合并感染者、妊娠期妇女、血小板减少者等应慎用以上疗法。

（2）耳针法

用物准备：75%医用酒精棉球、无菌干棉球或无菌纱布、一次性医用0.30 mm×12 mm耳毫针。

操作方法：选取肺、皮质下、内分泌、肝、肾、皮疹相应区域，先用75%医用酒精消毒施针区域穴位后，用0.30 mm×12 mm耳毫针以左手夹持被刺穴区右手拇指、食指捏住针柄，中指指腹紧靠针身中端，随即刺入穴位，平补平泻法留针30 min，每日1次，10次为1个疗程；也可用王不留行在上述穴位上实施耳穴压丸治疗。应用时应将王不留行贴附在0.6 cm×0.6 cm大小胶布中央，用镊子挟住贴敷在选用的耳穴上，每日自行按压3~5次，每次每穴位按压30~60 s，3~7日更换一次，双耳交替，刺激强度视患者情况而定。

适应证：病毒疣皮损为粟米至黄豆大小的乳头状角化性灰褐色或正常皮色丘疹，表面粗糙者。

禁忌证：对于糖尿病溃疡患者、下肢静脉曲张患者、皮损破溃合并感染者、妊娠期妇女、血小板减少者等应慎用以上疗法；对严重心脏病、高血压患者不宜行强刺激法。

（3）火针法

用物准备：75%医用酒精棉球、医用酒精灯、打火机、无菌干棉球或无菌纱布、一次性医用针灸毫针。

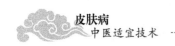
操作方法:取母疣或最大的 1 个疣,先用 75% 医用酒精消毒局部皮损表面后,以左手夹持被刺穴区,右手拇指、食指捏住 3~5 根一次性针灸针针柄,中指指腹紧靠针身中端,针尖 0.1~0.2 cm 于酒精灯处烧至发红,随即迅速从疣的顶部刺入直达基底,并迅速出针。如此反复治疗皮损区域,依皮损大小可点刺数针或斜刺。3 日 1 次,6 次为 1 个疗程。

适应证:病毒疣皮损为粟米至黄豆大小的乳头状角化性灰褐色或正常皮色丘疹,表面粗糙者。

禁忌证:对于糖尿病溃疡患者、下肢静脉曲张患者、皮损破溃合并感染者、妊娠期妇女、血小板减少者等应慎用以上疗法。

(4) 艾灸法

用物准备:治疗盘、艾炷、火柴、弯盘。

操作方法:点燃艾炷,置于疣体上灸之,以局部有温热感而无灼痛为宜。一般每处灸 5~7 min,至局部皮肤红晕为度。每日 1 次。

适应证:病毒疣皮损为粟米至黄豆大小的乳头状角化性灰褐色或正常皮色丘疹,表面粗糙者。

禁忌证:对于糖尿病溃疡患者、下肢静脉曲张患者、皮损破溃合并感染者、妊娠期妇女、血小板减少者等应慎用以上疗法。

【预防与调护】

(1) 加强体育锻炼,提高自身免疫力,预防或减少本病的发生。

(2) 注意个人卫生清洁,勤洗澡,勤换衣。

(3) 发现疣体后,勿自行捏掐、搔抓,以免造成出血或继发感染、自身接种。

(4) 加强个人修养,避免不洁性交。

丹　毒

丹毒是以患部突然皮肤鲜红成片,色如涂丹,灼热肿胀,迅速蔓延为主要表现的急性感染性疾病。依其发病部位的不同,而有很多名称。发于头面部者,称

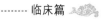

"抱头火丹";发于躯干部者,称"内发丹毒";发于下肢者,称"流火";新生儿丹毒则称为"赤游丹"。《诸病源候论·丹毒病诸候》云:"丹者,人身忽然焮赤,如丹涂之状,故谓之丹。或发于足,或发腹上,如手掌大,皆风热恶毒所为。重者,亦有疽之类,不急治,则痛不可堪,久乃坏烂。"西医认为丹毒系由溶血性链球菌感染引起的皮肤及皮下组织内淋巴管及其周围组织的急性炎症,其特点为起病突然,畏寒发热,局部皮肤出现境界明显的鲜红色水肿性斑片,一般不化脓。

【诊断】

本病可发生于任何部位,尤多见于颜面和小腿。发于颜面者,若为鼻和耳部破损引起者,可先由一侧鼻部或耳部附近开始向面颊部蔓延,并可迅速波及另一侧,若扩展至头部及下颌,则整个面部及头皮呈高度红肿,严重者可并发海绵窦炎与栓塞。

本病起病急剧,发病初起先有周身不适、发热、恶寒、头痛、恶心、呕吐等前驱全身中毒症状。继而在患处出现境界清楚的鲜红色水肿性斑片,表面紧张发亮,压之褪色,放手后立即恢复,有灼热感,称为红斑性丹毒。损害迅速向四周蔓延,成为大片鲜红色或紫红色斑片,皮损中心可有大、小水疱,疼痛及压痛明显,附近淋巴结肿大。有时皮损一面发展,一面消退,在红斑向四周扩散的同时,中央处可由鲜红转暗红或棕黄色。病情轻者,数天后发生脱屑,逐渐痊愈。重者或婴儿及老年体弱者可继发肾炎及脓毒症。

【鉴别诊断】

(1)接触性皮炎:接触性皮炎有刺激物或致敏物接触史,皮损为密集成片的红斑、丘疹及水疱,自觉瘙痒而无疼痛及发热等全身症状。

(2)蜂窝织炎:蜂窝织炎为境界不清的深在性浸润性红斑,局部有明显的凹陷性水肿,中央部红肿最为显著,愈向边缘则炎症逐渐减轻,可化脓破溃。

【治疗】

(1)辨证论治

1)风热毒蕴证

证候:皮损发生于头面部,畏寒发热,皮肤焮红灼热,肿胀疼痛,甚至水疱,眼胞肿胀难睁。舌红,苔薄黄,脉数。

治法:清热解毒,散风消肿。

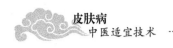
方药：普济消毒饮加减。大便干燥者加生大黄、芒硝;咽痛者加生地黄、玄参。

2）湿热毒蕴证

证候：皮损发生于下肢，除恶寒发热等全身中毒症状外，局部以鲜红肿胀、灼热疼痛为主，亦可出现水疱、紫斑，甚至化脓或皮肤坏死。舌红，苔黄腻，脉滑数。

治法：清热利湿解毒。

方药：萆薢渗湿汤加减。

3）血虚风燥证

证候：皮损发生于新生儿，多见于臀部，局部红肿灼热，可呈游走性;或伴高热烦躁，甚则神昏，恶心呕吐。

治法：凉血，清火，解毒。

方药：犀角地黄汤合黄连解毒汤加减。

（2）外治：选用金黄散或玉露散并以冷开水或金银花露调敷。

（3）西医治疗：局部可选用0.1%乳酸依沙吖啶溶液或50%硫酸镁溶液湿敷，如有水疱，应抽出疱液，再用上述药物湿敷。外用抗生素软膏，如莫匹罗星软膏、夫西地酸乳膏等外涂;也可外敷鱼石脂软膏。复发性丹毒，可用紫外线照射。

【中医适宜技术】

（1）刺络放血法

用物准备：75%医用酒精棉球、无菌干棉球或无菌纱布、一次性医用三棱针。

操作方法：先在井穴、曲泽、委中等腧穴部位上下推按，使血聚集穴部，常规消毒皮肤、针尖后，右手持针对准穴位迅速刺入0.3 cm，立即出针，轻轻按压针孔周围，使出血数滴，然后用消毒干棉球按压针孔止血。井穴点刺放血10滴，曲泽、委中点刺放血2~10 mL。隔日1次，3次为1个疗程。

适应证：丹毒伴有患处红斑、肿胀、灼痛者。

禁忌证：对于糖尿病溃疡患者、下肢静脉曲张患者、皮损破溃合并感染者、妊娠期妇女、血小板减少者等应慎用以上疗法。

（2）毫针法

用物准备：75%医用酒精棉球、无菌干棉球或无菌纱布、一次性医用针灸毫针。

操作方法：取郄穴、曲池、血海及病变部位所在经的远端的起止穴，先用75%医用酒精消毒施针部位表面后，以左手夹持被刺穴区，右手拇指、食指捏住一次性毫针针柄，中指指腹紧靠针身中端，随即刺入穴位，每穴位施提插捻转泻法3 min，不留针。隔日1次，3次为1个疗程。

适应证：丹毒伴有患处红斑、肿胀、灼痛者。

禁忌证：对于糖尿病溃疡患者、下肢静脉曲张患者、皮损破溃合并感染者、妊娠期妇女、血小板减少者等应慎用以上疗法。

（3）艾灸法

用物准备：治疗盘、艾条、火柴、弯盘。

操作方法：点燃艾条，将点燃的一端，在距离施灸患处皮肤3 cm左右处进行熏灸，以局部有温热感而无灼痛为宜。一般每处灸5～7 min，至局部皮肤红晕为度。每日1次。

适应证：丹毒病程较长、日久不愈者。

禁忌证：丹毒患处红斑显著且进行性扩大，皮温高、紧张，并出现触痛、灼痛等热毒壅盛者。

【预防与调护】

（1）若有皮肤黏膜破损，应及时治疗，以免感染。

（2）卧床休息。如面部丹毒，应寻找鼻腔、口腔及耳部等处有无病灶，并给予相应处理。若发于下肢者，应抬高患肢。患有足癣者，应积极治疗，以防下肢丹毒复发。

毛　囊　炎

毛囊炎为化脓性球菌侵入毛囊所引起的毛囊或毛囊周围的炎症，多发生于后枕部、臀部。根据发病部位不同，中医文献赋之不同的名称，如生于颈后

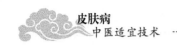

头发边沿处者称"发际疮",发于臀部者称"坐板疮"等。

《医宗金鉴·外科心法》发际疮记载:"此症生项后发际,形如季豆,顶白肉赤坚硬,痛如锥刺,痒如火燎,破津脓水,亦有浸淫发内者。"又如坐板疮记载:"此证一名风疳,生于臀腿之间,形如季豆,色红作痒,燉痛延及谷道,势如火燎。"

【诊断】

皮疹初发于毛囊口,出现针尖至绿豆大小具有痒感的红色毛囊小丘疹,丘疹顶端形成一个黄白色小脓头,周围有炎性红晕,中心有毛囊贯穿,丘疹出现较多,散在分布,互不融合,有轻度痛感,瘙痒明显。一般无全身症状,经过数天,脓头破溃,排出少量脓液渐愈,如反复发作,迁延数周,好转变为慢性毛囊炎,好发于多毛部位,头皮、会阴、腋部、肛周及四肢伸侧,皮疹易继发于脂溢性皮炎、神经性皮炎、瘙痒症等疾病之后。

【鉴别诊断】

(1)枕部乳头状皮炎:局限于颈后部的毛囊炎不融合,无穿凿,愈合后形成乳头状瘢痕。

(2)秃发性毛囊炎:多侵犯儿童,损害小而散在,炎症不显著,无穿凿现象。

【治疗】

(1)辨证论治

1)热毒夹湿证

证候:皮疹为红色丘疹及小脓疱,自觉轻度瘙痒疼痛。可伴有疲乏不适,口干或口苦。舌稍红,苔薄黄或黄腻,脉弦或弦滑。

治法:清热解毒利湿。

方药:五味消毒饮合黄连解毒汤加减。蒲公英、金银花、连翘、紫花地丁各15 g,野菊花、黄芩各12 g,栀子、黄连各9 g,土茯苓、白花蛇舌草各30 g,生甘草6 g。

2)血瘀证

证候:皮疹反复发作,迁延日久,疹色暗红,自觉轻度疼痛。可伴烦躁,胸腹痞闷或胀满不适。舌暗红或紫红,或舌尖边有瘀斑舌苔少,脉弦涩。

治法:活血化瘀、清热解毒。

方药:仙方活命饮加减。金银花30 g,连翘、重楼各15 g,赤芍、天花粉各

12 g,当归尾、浙贝母、白芷、乳香、没药、皂角刺各 9 g,炒穿山甲 12 g(先煎),生甘草 6 g。

3)气血两虚证

证候:皮疹反复发作,迁延日久,疹色淡红。可伴有面色发白,气短,纳呆,神疲乏力。舌淡,少苔,脉细或细弱。

治法:补益气血,托毒消肿。

方药:托里消毒散加减。生黄芪、党参各 20 g,当归、金银花、连翘各 15 g,白术、茯苓、赤芍各 12 g,皂角刺、白芷各 9 g,生甘草 6 g。

4)肾阴虚证

证候:皮疹反复发作,迁延日久,可伴有耳鸣,腰酸腿软,烦躁不安,眠差,口干。舌红,少苔,脉细。

治法:滋肾养阴,清热解毒。

方药:六味地黄丸加减。生地黄 25 g,山药 30 g,牡丹皮、泽泻、茯苓各 9 g,天花粉、麦冬各 12 g,生黄芪 20 g,金银花、连翘各 15 g。

(2)西医治疗:根据病情选择适宜的抗生素,如青霉素类、头孢菌素类抗生素。

1)青霉素,800 万 U,分 2 次,静脉滴注,疗程 10~14 天。

2)对青霉素过敏者可选用大环内酯类抗菌药物。

【中医适宜技术】

(1)中药溻渍法:炎症初期皮疹色红时选用马齿苋、连翘、丹参等清热解毒的中药湿敷,每日 1 次,每次 30 min,7 天为 1 个疗程。

(2)中药涂擦法:皮疹呈米粒至绿豆大小时,质硬者可将颠倒散以绿茶调涂,结节、脓肿较甚者,以金黄膏外涂,每日 2 次,5 天为 1 个疗程。

(3)中药熏蒸法:前胸、后背皮疹较多,可使用当归、丹参、连翘等凉血活血之中药熏蒸,每日 1 次,每次 20~30 min,5 天为 1 个疗程。

(4)刺络放血法:热象明显者,于耳尖放血 10~15 滴,每日 1 次,7 天为 1 个疗程。

(5)毫针法:热象明显且丘疹质硬者,取大椎、风池、天柱、完骨等穴行毫针疗法以通络活血,每日 1 次,或者隔日 1 次,10 次为 1 个疗程。

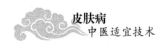

（6）艾灸法：囊肿、结节者，将蒜切片铺于皮疹上，置艾炷点燃，灸 5～10 炷为 1 次，每日 1 次，10 次为 1 个疗程。

【预防与调护】

（1）保持皮肤清洁卫生，勤洗澡，尤其是勤洗头项，每周 3～4 次为宜。

（2）衣物宜柔软要勤洗勤换。多汗时，应注意保持皮肤干燥。

（3）患处禁止搔抓、挤压，以免引起炎症扩散。

（4）加强体育锻炼，增强抗病能力。

（5）饮食以清淡为主，限制酒类及食辛辣刺激性食品，忌食肥甘厚味，忌食发物，多食蔬菜、水果增加维生素的摄入，保持大便通畅

（6）衣物宜柔软，要勤洗勤换。多汗时，应注意保持皮肤干燥。

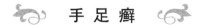

手 足 癣

癣是发生在表皮、毛发、指（趾）甲的浅部真菌性皮肤病。发于手部称为"鹅掌风"，发于足部为"脚湿气"。此病多因外感湿热之毒，凝聚皮肤或有相互接触毒邪感染而成，甚则由气血不畅，皮肤失养，或由足气之湿毒染发。

【诊断】

鹅掌风相当于西医的手癣。男女老幼均可染病，以成年人多见。多数单侧发病，也可染及双手。以掌心或指缝水疱或掌部皮肤角化脱屑、水疱为皮损特点，水疱散在或簇集，不断蔓延，瘙痒难忍。水疱破后干枯，叠起白皮，中心向愈，四周继发疱疹，并可延及手背、腕部。若反复发作，可致手掌皮肤肥厚，枯槁干裂，疼痛，屈伸不利，宛如鹅掌。病情迁延，反复发作，每于夏天起水疱，病情加剧，在冬天则枯裂疼痛加重。

脚湿气相当于西医的足癣，多见于成人，儿童少见。发病季节性明显，夏秋病重，冬春病减。脚湿气以皮下水疱、趾间浸渍糜烂、渗流滋水、角化过度、脱屑等为特征。临床上此病可分为水疱型、糜烂型、鳞屑角化型，但常以一二种皮肤损害为主。水疱型为成簇或分散的皮下水疱，有瘙痒感，数天后水疱吸收隐没，叠起白皮。糜烂型多见于 3、4 趾缝间，表现为趾间潮湿，皮肤浸渍发

白,除去白皮,基底呈鲜红色,剧烈瘙痒,此型易并发感染。鳞屑角化型多见于足趾间及足底等处,皮肤角化过度、干燥、粗糙、脱屑、皲裂,多见于老年患者。

【鉴别诊断】

(1)手部湿疹:与手癣相鉴别。皮损多形性,边界不清,瘙痒显著,反复发作。

(2)掌跖角化病:与鹅掌风、脚湿气脱屑相鉴别。多自幼年即发病,手掌及足底有对称性的角化和皲裂,无水疱等炎性反应。

(3)银屑病:皮损为厚积的银白色鳞屑性斑片,指甲甲板呈顶针状,并有薄膜现象及筛状出血。

【治疗】

(1)辨证论治

1)风湿毒聚证

证候:手足症见散在或群集的深在性水疱,或指(趾)缝浸渍发白,瘙痒剧烈。舌淡红,苔薄白或薄腻,脉濡。

治法:祛风除湿,杀虫止痒。

方药:消风散加减。常用荆芥、防风、蝉蜕、苦参、苍术、生地黄、牡丹皮、地肤子、白鲜皮。

2)湿热虫蕴证

证候:症见水疱、脓疱,糜烂流滋,脚湿气肿连足背,或红丝上窜,胯下臀核肿大。灼热、瘙痒或疼痛,口干,便结溲赤。舌红,苔黄或黄腻,脉滑数。

治法:清热除湿,杀虫止痒。

方药:萆薢渗湿汤加减。热重于湿者加蒲公英、野菊花、紫花地丁、金银花、天葵子清热解毒。

3)血虚风燥证

证候:可见皮肤干燥、脱屑、皲裂、肥厚,伴瘙痒。舌淡红,苔薄白,脉细。

治法:养血润燥,疏风止痒。

方药:四物消风饮加减。常用荆芥、僵蚕、当归、川芎、生地黄、白鲜皮、苦参、赤芍。如皮损肥厚加丹参、乌梢蛇活血化瘀。

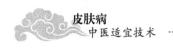

（2）外治

1）水疱型：可选用二矾汤、苦参汤、冰柏液等中药熏洗、浸泡，后外搽癣药水。

2）糜烂型：可选用 1∶5 000 高锰酸钾溶液、3%硼酸溶液、苦参汤、冰柏液等湿渍，待干燥后涂药。

3）鳞屑角化型：先以上述浸泡剂浸泡，再外搽上述软膏，并以薄膜封包。

（3）西医治疗

1）局部治疗：目前临床常用唑类、丙烯胺类抗真菌药物，外用药物可根据皮损类型选择不同的剂型。如水疱型可选择无刺激性的溶液或乳膏剂型。糜烂型可先用温和的糊剂或粉剂使局部收敛干燥后，再用乳膏等其他剂型，此型湿疹保持局部干燥非常重要。鳞屑角化型可选择乳膏、软膏等剂型。

2）系统治疗：适用于局部治疗疗效欠佳、反复发作、鳞屑角化型、受累面积较大、不愿意接受局部治疗及伴有某些系统性疾病（如糖尿病、艾滋病等）导致免疫功能低下的患者。目前手足癣治疗常用的系统抗真菌药包括盐酸特比萘芬片和伊曲康唑胶囊等。

3）联合治疗：对于单独外用治疗疗效不佳的鳞屑角化型手足癣及皮损泛发的患者，可以考虑给予口服外加抗真菌药物联合治疗。对于鳞屑角化型手足癣患者，一般建议疗程 4 周以上或联合应用系统抗真菌药物。

【中医适宜技术】

（1）毫针法

用物准备：75%医用酒精、无菌干棉球、0.25 mm×40 mm 毫针。

取穴：主穴取皮肤癣所在部位及皮肤癣分布部位所属经脉的合穴。

辨证配穴：脾虚湿盛型取水道、归来、阴陵泉、三阴交；阴亏血虚型取血海、三阴交、膈俞；血虚风燥型取肩髃、曲池、外关、风市、血海；肝郁血亏型取肝俞、血海、合谷、太冲，均取双侧。

操作方法：患者取卧位，皮肤癣所在部位以 75%医用乙醇常规消毒后，采用 0.25 mm×40 mm 毫针，在皮肤癣边缘处取 3～5 个点向内围刺，针尖与皮肤呈 30°刺入皮肤表层，捻转行针 2 min，频率 120 次/min。皮肤癣分布部位所属经脉的合穴，以常规提插捻转补法刺激为主，行针 2 min。辨证配穴采用常规针刺,所有手法操作以患者的舒适及耐受为度,留针 30 min。每周治疗 2 次,共治疗 12 周。

禁忌证:无明显禁忌证。

(2)中药浸泡配合艾灸法

用物准备:中药散、艾灸条。

处方:荆芥 20 g,苦参 20 g,百部 20 g,蛇床子 20 g,艾叶 20 g,土茯苓 20 g,川椒 10 g。将所有药物进行加工粉碎至极细粉末状并分装。

操作方法:将中药散倒入水盆中,加温水 2 000~3 000 mL 稀释,将患足或手放入浸泡,20~30 min 后擦干,再对患处进行艾条温和灸,施灸时距皮肤 2~3 cm,每处灸 10~15 min,以患者耐受为宜。每日 1~2 次,7 天为 1 个疗程。中药泡洗时要保持水温适宜,可逐渐加温水和药粉,泡洗时使五指或脚趾充分展开以利于皮肤浸入药液,施灸时要防止烫伤皮肤。手足癣易复发,痊愈后应继续治疗 3~5 天以巩固疗效,如复发可再行治疗 1~2 个疗程直至痊愈。

【预防与调护】

(1)注意个人卫生:手足部洗浴后应及时擦干趾(指)间,穿透气性好的鞋袜,手足避免长期浸水,掌趾(指)出汗多时可局部使用抑汗剂或抗真菌散剂,保持鞋袜、足部清洁干燥。

(2)注意浴池、宿舍等场所公共卫生,不与他人共用日常生活物品,如指甲刀、鞋袜、浴盆和毛巾等。

甲 真 菌 病

甲真菌病属于中医学"灰指(趾)甲"的范畴,是由皮肤癣菌、酵母菌和非皮肤癣菌性真菌(简称其他真菌)侵犯甲板和(或)甲床所致的病变,其中由皮肤癣菌引起的甲真菌病又称为甲癣。

【诊断】

甲真菌病患者的甲板可以表现为浑浊、增厚、分离、变色、萎缩、脱落、翘

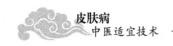
起、表面凹凸不平、钩甲及甲沟炎等。诊断应具有病甲临床表现,结合真菌镜检阳性即可确诊,必要时做真菌培养。

【鉴别诊断】

(1) 白甲病:其临床表现与白色浅表型甲真菌病相似,为甲出现白色雾状改变。但白甲症的病甲表面光滑无光泽,甲组织改变发生于甲板中并有横向排列倾向,真菌学检查阴性有助于诊断。

(2) 银屑病伴发甲损伤:银屑病甲多呈顶针样,甲母质损伤可引起甲表面的点状凹陷变形,甲床损伤易导致甲分离、色泽改变及甲下角化。甲组织病理显示角化不全,角质层中可见 Munro 小脓疡,棘层肥厚,可鉴别排除。

(3) 手部湿疹:常致甲板灰暗,表面不平似顶针,可有纵横崎沟,但很少出现甲下碎屑。皮肤 B 超应用于检测甲板厚度可协助鉴别。

(4) 甲扁平苔藓:多侵犯甲板形成甲板变形、纵向碎裂、萎缩等,特征性损害为甲翼状胬肉样改变。

【治疗】

(1) 辨证论治:本病一般不需内治,主要以外治为主。

(2) 外治

1) 复方土槿皮酊:浸搽患甲,每日 1 次,每次 10 min。用药前最好用锉刀刮除部分病指(趾)甲,隔日刮除 1 次,连续用药 3 个月以上。

2) 凤仙花捣烂如泥,敷在患甲上,每日换药 1 次,直至痊愈。

(3) 西医治疗

1) 系统治疗:伊曲康唑胶囊间歇冲击疗法,成人剂量每次 200 mg,每日 2 次,餐后即服或餐时服用,连续服用 1 周、停药 3 周为 1 个疗程,总疗程一般手指甲 2~3 个疗程,足趾甲 3~4 个疗程。盐酸特比萘芬片连续疗法,成人剂量每次 250 mg,每日 1 次;疗程一般手指甲为 6~9 周,足趾甲为 12~16 周。

2) 局部治疗:应用局部药物治疗甲真菌病的指征包括远端受损甲板<5 个;无甲母质受累,受累指(趾)甲数目<4 个;不能耐受口服药物治疗的患者。局部治疗疗效有限,目前主要有 5% 阿莫罗芬搽剂和 8% 环吡酮胺甲涂剂。

【中医适宜技术】

艾灸法

用物准备：艾条。

操作方法：先用刀片刮除病甲表层，然后点燃艾条在病甲上熏灸，调节艾火与病甲的距离，使温度适宜，以患者能耐受为度。要防止烫伤周围皮肤。每次灸15~20 min，每日灸3~4次，一般连续灸15~20日。

适应证：指甲部的真菌感染引起的指甲损害。

禁忌证：对于糖尿病溃疡患者、下肢静脉曲张患者、皮损破溃合并感染者、妊娠期妇女、血小板减少者等应慎用以上疗法。

【预防与调护】

（1）甲真菌病治疗较难，需有耐心和良好的依从性。

（2）应去除易感因素，治愈手足癣，防止疾病复发。

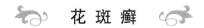

花 斑 癣

花斑癣，中医学称之为"紫白癜风"，俗称"夏日斑""汗斑"，是由马拉色菌侵犯皮肤角质层引起的浅部真菌病。本病临床上以皮肤色素加深或减退斑，上覆细小糠秕状鳞屑为特征，热带地区较为多见。

【诊断】

本病好发于青壮年男性，以颈侧、前胸、上臂、腋窝等皮脂腺丰富部位多发。皮损特点为细碎棕色糠秕状鳞屑斑。初起表现为以毛孔为中心、境界清楚的点状淡红色斑疹，渐增大融合成不规则形状，表面覆以糠秕状鳞屑；色渐转深，变为淡棕色，在黑色皮肤或棕黄色皮肤的患者，皮损色淡，可变为色素脱失。一般无自觉症状，病程慢性，冬轻夏重，如不治疗，可持续多年。皮损处鳞屑直接镜检可见成簇圆形或卵圆形孢子和短粗、两头钝圆的腊肠形菌丝。Wood灯下皮损呈淡绿黄色荧光。

【鉴别诊断】

白癜风：皮肤色素脱失为成片的白色，边缘可有色素沉着，表面无鳞屑，

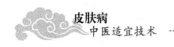

汗出无加重,显微镜下无真菌。

【治疗】

（1）辨证论治

1）湿热蕴结证

证候:皮损色淡红或褐黄,有微发亮的糠秕状鳞屑,躯干、面、颈部泛现。舌苔微黄而腻,脉濡缓。

治法:清热祛湿。

方药:四苓散加味。茯苓 12 g,猪苓 10 g,泽泻 10 g,白术 10 g,生地黄 15 g,赤芍 15 g,丹皮 15 g,白鲜皮 15 g,佩兰 10 g。

2）暑湿热郁证

证候:皮损稍有瘙痒,冬轻夏重,入冬自愈,每逢夏季又发。舌苔滑腻,脉濡细。

治法:祛暑利湿。

方药:竹叶石膏汤合八正散加减。竹叶 10 g,生石膏 15 g,半夏 9 g,麦冬 10 g,车前子 10 g,木通 10 g,萹蓄 10 g,瞿麦 10 g,滑石 15 g,栀子 15 g,甘草 6 g。

（2）外治:可用复方土槿皮酊外搽,每日 2~3 次,或颠倒散、密陀僧散外用,持续使用 1~2 个月。

（3）西医治疗

1）系统治疗:伊曲康唑胶囊 200 mg/d,顿服,连用 5~10 天;氟康唑胶囊 50 mg/d,顿服,连续 2~4 周或每周 150 mg,顿服,连服 4 周。

2）局部治疗:外涂可选用各种抗真菌外用制剂,如 1%联苯苄唑溶液或联苯苄唑乳膏、硝酸咪康唑乳膏、克霉唑乳膏、复方雷锁辛搽剂、20%~30%硫代硫酸钠溶液、2.5%二硫化硒洗剂等,疗程 2~4 周。洗浴可用 2%酮康唑洗剂或二硫化硒洗剂洗浴患处,揉搓至起泡沫,停留 5~15 min,清水洗干净即可,每日 1 次,持续 2 周。

【中医适宜技术】

（1）中药溻渍法:发于颈项、腋窝等多汗部位,伴糠秕状脱屑者,可选用黄连、黄柏、百部、地肤子等中药饮片煎汤淋洗患处每日 1~2 次,连续 2~3 周。

（2）中药涂擦法：适用于皮损干燥、脱屑，伴瘙痒者，将茯苓、百部、苦参、连翘、蛇床子等燥湿杀虫药研末，放入酒中，1周后外用，每日1~2次。或硫黄软膏涂擦，每日1~2次，连续2~3周。

（3）中药熏蒸法：适用于皮肤干燥、粗糙、脱屑、遗留色素减退者，选用当归、丹参、鸡血藤等养血润肤药煎汤熏洗，每日1~2次，连续2~3周。

【预防与调护】

（1）注意个人卫生，应勤洗澡、更衣，保持皮肤清洁干燥。

（2）贴身衣物及毛巾、浴巾等用具应煮沸、暴晒消毒，防止反复感染。

体 股 癣

体癣，中医学又称之为"圆癣""铜钱癣"，是指发生于平滑皮肤的浅部真菌病，其以面、颈、躯干、四肢出现大小不定的鳞屑性红斑，境界清楚，中央向愈，边缘部微呈堤状隆起，自觉瘙痒为临床特征。体癣发生于腹股沟处者，又称为股癣，可蔓延至股部、臀部、会阴及肛门周围等处，属于中医学"阴癣"的范畴。

【诊断】

体癣特征性皮损为边缘隆起的环形红斑和脱屑。皮损初起为丘疹、水疱或丘疱疹，由中心逐渐向周围扩展蔓延，形成环形或多环形损害，其边缘微隆起，炎症明显，中央炎症较轻或正常。瘙痒程度不一，可因长期搔抓刺激引起局部湿疹样或苔藓样改变。

股癣可单侧或双侧发生，基本损害与体癣相同，为边界清楚、炎症明显的红斑。自觉瘙痒。误用糖皮质激素外用制剂一般会使皮疹蔓延扩大甚至形成肉芽肿，且无上述典型的临床表现，称难辨认癣。

【鉴别诊断】

（1）慢性湿疹：表现为患部皮肤增厚、浸润，棕红色或带灰色，色素沉着，表面粗糙，覆以少许糠秕状鳞屑，或因抓破而结痂，个别有不同程度的苔藓样变，具有局限性，边缘亦较清楚，外周亦可有丘疹、丘疱疹散在，当急性发作时

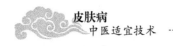

可有明显渗出。

（2）慢性单纯性苔藓：多见于颈、肘、尾骶部，有典型的苔藓样变，无多形性皮疹，无渗出表现。

（3）玫瑰糠疹：好发于躯干及四肢近端，为多数椭圆形小斑片，其长轴沿肋骨及皮纹方向排列，鳞屑细小而薄，病程仅数周，消退后不易复发。

【治疗】

（1）辨证论治

1）风湿蕴肤证

证候：皮疹如钱币，渐次扩展，瘙痒无休。舌淡红，苔白腻，脉滑。

治法：疏风利湿，杀虫止痒。

方药：消风散加减。瘙痒明显者加白蒺藜、浮萍。

2）湿热虫蕴证

证候：皮损多见水疱、脓疱，自觉灼热、瘙痒或疼痛；伴口干，便结，溲赤。舌红，苔黄或黄腻，脉滑数。

治法：清热除湿，杀虫止痒。

方药：萆薢渗湿汤加减。热重于湿者加金银花、连翘、蒲公英；湿重于热者加茵陈、藿香、佩兰；发于阴股部者加龙胆泻肝汤以清热利湿。

（2）外治

1）复方黄柏液涂剂：清热解毒，消肿祛腐，外搽于患处，或将纱布条浸泡后局部外敷，每日2~3次。

2）10%硫黄软膏：解毒杀虫，燥湿止痒，外用涂于洗净患处，每日1~2次。

（3）西医治疗

1）系统治疗：对外用药治疗效果不佳、泛发或反复发作及存在免疫功能低下的病例，可选用系统抗真菌药物治疗。目前常用的口服抗真菌药为盐酸特比萘芬片和伊曲康唑胶囊。盐酸特比萘芬成人量为250 mg/d，疗程1~2周。伊曲康唑100 mg/d，疗程15天，或200 mg/d，疗程1周。如患者合并有足癣或（和）甲真菌病，建议一并治疗，与外用药物联合治疗可增加疗效。

2）局部治疗：抗真菌制剂常用唑类和丙烯胺类药物。如联苯苄唑乳膏、咪康唑乳膏、盐酸特比萘芬乳膏、盐酸布替萘芬乳膏等。一般为每日1~2次，疗程2~4周。抗真菌药物复方制剂一般含有抗真菌药物和糖皮质激素,如复方硝酸益康唑乳膏等,可用于治疗炎症较重的体股癣患者,但应注意避免糖皮质激素的不良反应,建议限期应用1~2周,随后改用单方抗真菌药物至皮损清除。对于股癣,特别要注意外用剂型的选择,避免刺激反应。

【中医适宜技术】

(1)中药涂擦法:适用于皮疹色淡红,见少量丘疹者。羊蹄根180 g,75%乙醇360 mL。将羊蹄根碾碎至乙醇内,浸泡7个昼夜,过滤去渣备用,涂于患处,每日2~3次,连续4~5周。发于腋窝等多汗部位,瘙痒明显伴轻度脱屑者可外用10%硫黄软膏,每日1~2次,连续2~3周。

(2)中药溻渍法:适用于瘙痒剧烈,搔抓后伴少量渗液,皮疹呈局限性、孤立散在者,可选用地肤子、蛇床子、百部、苦参等清热燥湿药煎汤,敷于患病部位,早晚各1次,连续4~5周。

(3)中药药浴法:适用于皮疹呈全身性散在分布,皮疹红肿、渗出较轻者,选用地肤子、蛇床子、百部、苦参等清热燥湿药,进行药浴,每日或隔日1次,每次以30 min为宜。

【预防与调护】

(1)注意个人卫生,保持皮肤清洁干燥。

(2)糖尿病、肥胖者身体皱褶部位可用爽身粉。

(3)对患癣病的动物亦应及时处理以消除传染源。

(4)对疾病早发现,早治疗,坚持用药,巩固治疗。

二、红斑鳞屑类皮肤病

玫瑰糠疹

玫瑰糠疹属于中医学"风癣""血疳""风热疮"的范畴,是一种自限性炎症性皮肤病,以椭圆形玫瑰色红斑、覆有糠状鳞屑、好发于躯干及四肢近端为特征。

【诊断】

本病多在春秋季发病,好发于中青年,多见于躯干和四肢近端。皮损特点为椭圆形或环状玫瑰色斑疹,上覆糠秕样鳞屑,皮疹长轴与皮纹平行。皮损初发孤立性,称为母斑,1~2周后陆续出现与母斑相似较小的红斑,称为子斑,伴不同程度瘙痒。本病有自限性,病程一般6~8周,少数迁延数月甚至数年不愈,但一般愈后不复发。

【鉴别诊断】

(1)体癣:一般皮疹数目不多,中心有自愈倾向,四周常有红晕、丘疹、小水疱等。

(2)花斑癣:多发胸背、颈侧、腋窝等处;皮损为黄豆至蚕豆大小的斑片,微微发亮,先淡红或赤紫,将愈时呈灰白色的斑片。

(3)银屑病:皮损为大小不等的红色斑片,其上堆积较厚的银白色鳞屑,搔抓后有露水珠样点状出血;病程长,反复发作。

(4)脂溢性皮炎:头皮及面部多见,有油腻性鳞屑,位于躯干的皮疹,在排列上无特殊性。

【治疗】

（1）辨证论治

1）风热蕴肤证

证候：皮损淡红，上覆糠秕状鳞屑，上身分布为多，可有瘙痒；溲赤，口干。舌红，苔白或薄黄，脉浮数。

治法：疏风清热。

方药：消风散加减。瘙痒甚者加白鲜皮、白僵蚕。

2）风热血热证

证候：皮损为鲜红或玫瑰红斑片，上覆少量鳞屑，分布于躯干四肢，瘙痒，病程长；溲赤，便秘。舌红，苔薄，脉滑数。

治法：凉血祛风。

方药：凉血消风散加减。血热甚者加水牛角、牡丹皮、赤芍、紫草。

3）血虚风燥证

证候：主要见于病程已久，皮肤干燥，皮疹色淡红，鳞屑较多，或有剧烈瘙痒，伴有咽干。舌红，少津，脉沉细。

治法：养血润肤。

方药：当归饮子加减。皮肤干燥者加桃仁、鸡血藤；瘙痒明显者加乌梢蛇；皮肤干燥、口干明显者加南沙参、麦冬。

（2）外治

1）三黄洗剂：发病初期，皮疹色红瘙痒者可外用涂抹患处，每日3~5次。

2）紫草油：病程中后期皮肤干燥脱屑者可外用涂抹患处，每日2~3次。

（3）西医治疗

1）系统治疗：可选用抗组胺药物、维生素 C 片、维生素 B_{12} 片、钙剂等；急性广泛型可短期使用雷公藤多苷片；重症者或病程长期迁延者，可酌情系统使用糖皮质激素；考虑到病毒性原因，可酌情选用抗病毒药物，如注射用利巴韦林、注射用更昔洛韦等。

2）局部治疗：可选用炉甘石洗剂、5%樟脑乳膏等止痒剂和糖皮质激素类外用药。

3）物理治疗：NB－UVB 照射能促进皮损消退，缩短病程。

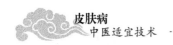
【中医适宜技术】

（1）中药熏蒸法

药物组成：防风、蝉衣、桑叶、金银花各 10 g，连翘、紫草、生地黄、赤芍、丹皮、板蓝根各 30 g。

操作方法：中药熏蒸采用特制的中药汽疗仪进行治疗，熏蒸中药为自拟熏蒸方，以疏风清热、凉血养阴为主。将上述药物放入汽疗仪专用煎药器中，加水后煎煮 30 min。产生的中药蒸汽，由专用管道输送到汽疗仪的治疗舱中，当舱内温度达到 38℃时，患者进入治疗舱，调节舱体，使患者处于舒适的半卧体位，温度控制在 40～48℃，使中药蒸汽熏蒸肢体。熏蒸时必须出汗，每次熏蒸时间为 30 min，每日 1 次，7 次为 1 个疗程。

（2）刺络拔罐法

取穴：主穴取大椎、曲池（双）、血海（双）。根据发病部位取配穴，躯干上部加大杼（双）、肺俞（双）；躯干中部加膈俞（双）、肝俞（双）；腰以下加肾俞（双）；上肢加外关（双）、肩髃（双）；下肢加委中（双）、足三里（双）。

操作方法：首先取主穴，以 75% 乙醇常规消毒后，用一次性三棱针对准穴位迅速刺入 2～4 mm，立即出针，用闪火法将玻璃罐吸附在穴位上，留罐 10～15 min，使拔罐处出血 1～2 mL。起罐后用 75% 乙醇棉球涂擦针孔及附近血迹，并用乙醇棉球按压止血片刻，然后根据发病部位取配穴进行针刺，行平补平泻，留针 20 min。每日 1 次，5 次为 1 个疗程。

【预防与调护】

（1）忌食辛辣刺激性食物、鱼腥等发物。

（2）注意皮肤卫生，不可用热水烫洗和肥皂等刺激物洗涤，避免外用刺激性强的药物。

（3）加强锻炼，提高机体免疫功能。

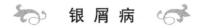

银 屑 病

银屑病俗称"牛皮癣"，属于中医学"白疕"的范畴，是一种常见易复发的慢性炎症性皮肤病,皮损特点为红色丘疹或斑块上覆盖多层银白色鳞屑。本病有一定季节规律,常冬重夏轻,主要侵犯青壮年,无传染性。

【诊断】

本病任何年龄均可受累。临床一般分为寻常型、脓疱型、关节病型和红皮病型。

寻常型银屑病为临床最多见类型,急性发病。皮损可发生于全身各处,但以四肢伸侧(特别是肘、膝)和尾骶部最常见,常呈对称性。皮损特征为界限清楚的银白色鳞屑性斑块;刮除最上层鳞屑后,可观察到鳞屑成层状,犹如在刮蜡滴(蜡滴现象);继续刮除鳞屑后露出淡红发亮的半透明薄膜(薄膜现象),剥去薄膜即见点状出血,后者由真皮乳头顶部迂曲扩张的毛细血管被刮破所致。皮损初期为红色粟粒至黄豆大小的丘疹或斑丘疹,以后渐扩展成斑块,形态各异,可呈点滴状、钱币状、地图状等,也可肥厚呈疣状,有不同程度的瘙痒。不同部位皮损有所差异,头皮鳞屑较厚,常超出发际线,头发呈束状;面部皮损多呈脂溢性皮炎样;腋窝、腹股沟等皱襞部位由于多汗和摩擦,呈湿疹样变;约10%银屑病患者累及龟头、包皮内面和颊黏膜等处。龟头处为境界清楚、光滑干燥性暗红斑块;颊黏膜为灰白色环状斑。

脓疱型银屑病较少见,可分为泛发型与局限型。泛发型发病急骤,数周内遍及全身。皮损在寻常型银屑病或正常皮肤上迅速出现针尖至粟粒大潜在无菌性小脓疱,淡黄色或黄白色,密集分布,常融合成片状脓湖,迅速发展至全身,伴肿胀、疼痛,有沟纹舌,指(趾)甲肥厚、浑浊。病程数月或更久,可反复周期发作,也可发展为红皮病,常伴高热、关节痛。并发肝肾系统损害,也可因继发感染、器官功能衰竭而危及生命。局限型皮损限于手掌及足跖,对称分布,成批发生,表现为红斑基础上小脓疱,经 1~2 周脓疱干涸,结痂,脱屑;自觉轻度瘙痒。甲常受累,可有点状凹陷、横沟、纵嵴、甲浑浊、甲剥离和甲下积脓。一般情况良好,也可伴低热、头痛等全身不适症状。病情顽固,对一般治疗反应不佳。

关节病型常在寻常型银屑病的基础上出现侵蚀性关节病变,可于皮损同时或先后出现,皮肤病变严重性和关节炎症程度无直接关系;多数患者有指(趾)甲病变,主要呈顶针箍样点状凹陷(>20 个)。大小关节均可累及,包括肘

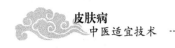

膝关节、指趾关节、脊椎和骶髂关节。受累关节疼痛、肿胀、晨僵和功能障碍。

红皮病型银屑病为较少见的严重银屑病。皮损表现为全身皮肤弥漫性潮红、浸润肿胀伴大量糠状鳞屑;皮疹间有片状正常皮肤(皮岛);此时银白色鳞屑及点状出血等银屑病特征往往消失;指(趾)甲混浊变厚、变形,甚至脱落;可伴全身症状,如发热、浅表淋巴结肿大等;病程较长,易反复。

【鉴别诊断】

(1)脂溢性皮炎:损害边缘不十分鲜明,基底部浸润较轻,鳞屑少而薄,呈油腻性,带黄色,刮除后无点状出血。本病好发于头皮、胸、背、颈及面等部位,无束状发,但常伴有脱发。

(2)玫瑰糠疹:好发于躯干及四肢近端,为多数椭圆形小斑片,其长轴沿肋骨及皮纹方向排列,鳞屑细小而薄。病程仅数周,消退后不易复发。

(3)头癣:与头皮银屑病鉴别。头癣为灰白色糠状皮屑,有断发及脱发,易查到真菌,多见于儿童。

(4)扁平苔藓:皮疹为散在性紫红色多角形扁平丘疹,密集成片状或带状,表面有蜡样光泽,可见网状纹理,鳞屑薄而紧贴,不易刮除,常有剧烈瘙痒。

(5)慢性湿疹:尤其发生于小腿的慢性肥厚性银屑病,应与小腿慢性湿疹相鉴别。湿疹往往有剧烈瘙痒,鳞屑不呈银白色,有皮肤浸润肥厚、苔藓样变及色素沉着等同时存在。

【治疗】

(1)辨证论治

1)血热证

证候:皮损鲜红,新出皮疹不断增多或迅速扩大,瘙痒较重;可伴有心烦易怒,咽部充血,口干,小便黄,大便干。舌红或绛,脉弦滑或数。

治法:凉血解毒。

方药:凉血活血汤加减。血热甚者加水牛角;咽喉肿痛者加板蓝根、北豆根、玄参。

2)血燥证

证候:皮损淡红,鳞屑干燥,瘙痒明显;伴有口干咽燥。舌淡,舌苔少或红而少津,脉细或细数。

治法：养血解毒。

方药：养血解毒汤加减。脾虚者加白术、茯苓；风盛瘙痒明显者加白鲜皮、白蒺藜、苦参。

3）血瘀证

证候：皮损暗红、肥厚浸润，经久不退。女性可见月经色暗或有瘀块。舌紫暗或有瘀点、瘀斑，脉涩或细缓。

治法：活血化瘀。

方药：活血散瘀汤加减。月经量少或有血块者加丹参、益母草。

4）毒热炽盛证

证候：多见于红皮病型或泛发性脓疱型。全身皮肤潮红、肿胀，大量脱皮，或有密集小脓疱，灼热痒痛；伴有壮热、畏寒、头痛、口干、便干、溲赤。舌红绛，苔黄腻或苔少，脉弦滑。

治法：清热解毒，清营凉血。

方药：解毒凉血汤加减。热入营血者加玳瑁；热盛伤阴者加石斛、玉竹、麦冬。

5）风湿阻络证

证候：多见于关节病型。红斑浸润，鳞屑黏腻；伴有关节疼痛或肿胀。舌淡红，苔腻，脉滑。

治法：祛风除湿通络。

方药：独活寄生汤加减。关节肿痛，活动不利者加土茯苓、桑枝、姜黄；皮损肥厚者加鸡血藤、当归、赤芍；皮损瘙痒者加白鲜皮、威灵仙。

（2）外治

1）中药软膏：普连膏、紫草膏、冰黄肤乐软膏等外用。

2）中药水剂：根据患者证候特点分别选用凉血、解毒、清热、燥湿、养血、润燥、活血、通络、止痒等中药，煎汤进行湿敷、溻渍、浸浴或熏蒸。当皮疹处于进行期者可选用连翘、黄柏等清热凉血中药进行熏洗，当处于静止期者可选用当归、鸡血藤、丹参等养血活血的中药进行熏洗，每日 1 次，每次 30 min，7 天为 1 个疗程。

（3）西医治疗

1）系统治疗：一线药物包括甲氨蝶呤、环孢素、维 A 酸类；二线药物包括

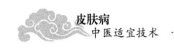

硫唑嘌呤、羟基脲、来氟米特、麦考酚酯、糖皮质激素、抗生素。甲氨蝶呤主要用于红皮病型、关节病型、急性泛发性脓疱型银屑病,以及严重影响功能的手掌和足趾银屑病和广泛性斑块状银屑病。环孢素对银屑病有确切的疗效,主要用于其他传统治疗疗效不佳的患者。通常短期应用 2~4 个月,间隔一段时期可重复疗程,最长可持续应用 1~2 年。阿维 A 胶囊治疗斑块状、脓疱型、掌跖型、滴状型、红皮病型银屑病有效,首选治疗泛发性脓疱型银屑病、红皮病型银屑病,单独或与其他治疗联合应用于掌跖脓疱病、泛发性斑块状银屑病。一般不主张使用糖皮质激素,仅用于红皮病型、关节病型及泛发性脓疱型银屑病且使用其他药无效者,并需采用联合治疗。对伴有上呼吸道感染、咽炎、扁桃体炎者,特别是点滴型银屑病者可用青霉素、红霉素治疗。生物制剂用于治疗银屑病关节炎和中重度银屑病。目前国内已用于银屑病临床治疗或正在进行临床试验的生物制剂主要包括肿瘤坏死因子 α 拮抗剂和注射用重组人白细胞介素 12、注射用重组人白细胞介素 23 拮抗剂,其价格昂贵且可能导致潜在感染如结核的发生,因此,需严格掌握适应证和禁忌证。

2)局部治疗:皮损小于体表面积 3%者,可单独采取外用药治疗;对于严重、受累面积大者,除外用药外,还可联合物理疗法和系统治疗。糖皮质激素、维生素 D_3 衍生物、他扎罗汀乳膏联合和序贯疗法为临床一线治疗方法。实际应用中应注意局部药物刺激性,采用替换疗法。皮损较厚或甲部,可采用封包治疗。

3)物理治疗:NB – UVB、PUVA、308 nm 准分子激光、浴疗等均可应用。

【中医特色疗法】

(1)毫针法

取穴:选大椎、曲池、合谷、血海、三阴交、肝俞、脾俞等。

操作方法:用泻法,留针 20~30 min,每日或隔日 1 次。进行期慎用。

(2)拔罐法

操作方法:于肌肉丰厚处,皮损肥厚、面积大者,可采用走罐疗法。先在所拔部位的皮肤或罐口上,涂一层凡士林等润滑剂,再将罐拔住。然后医者用右手握住罐子,向上下或左右需要拔的部位,往返推动,至所拔部位的皮肤红润、充血,将罐起下。每日或隔日 1 次。

（3）穴位贴敷法：操作时将具有不同功效的中药贴敷于脐部（神阙）、足三里、血海、阳陵泉、阴陵泉、膈俞、脾俞、肺俞等，每次 6~8 h，每日 1 次。

【预防与调护】

（1）解除思想负担，保持乐观情绪，树立战胜疾病的信心。

（2）避免上呼吸道感染及消除感染性病灶。在秋冬及冬春季节交替之时，要特别注意预防感冒、咽炎、扁桃体炎。对反复发作的扁桃体炎合并扁桃体肿大者，可考虑手术摘除。

（3）避免物理性、化学性物质和药物刺激，防止外伤和滥用药物。

（4）忌食辛辣及酒，少食脂肪肉类，减少或戒除吸烟，多食新鲜蔬菜、水果及豆制品。

三、变态反应类皮肤病

湿　疹

　　湿疹是由多种内外因素引起的一种常见的急性或慢性皮肤炎症性疾病。本病属于中医学"湿疮""浸淫疮""血风疮""粟疮"等的范畴。其特点为多形性皮损,对称分布,易于渗出,自觉瘙痒,反复发作和慢性化。本病男女老幼皆可罹患,而以先天禀赋不耐者为多。一般可分为急性、亚急性、慢性三类。急性期皮损以丘疱疹为主,慢性期以苔藓样变为主。

【诊断】

根据病程和皮损特点,一般分为急性、亚急性、慢性三类。

　　(1)急性湿疹:起病较快,常对称发生,可发于身体的任何一个部位,亦可泛发于全身,但以面部的前额、眼皮、颊部、耳部、口唇周围等处多见。初起皮肤潮红、肿胀、瘙痒,继而在潮红、肿胀或其周围的皮肤上,出现丘疹、丘疱疹、水疱。皮损群集或密集成片,形态大小不一,边界不清。常因搔抓而水疱破裂,形成糜烂、渗出、结痂。自觉瘙痒,轻者微痒,重者剧烈瘙痒,呈间歇性或阵发性发作,常在夜间加剧,影响睡眠。皮损广泛者,可有发热,大便秘结,小便短赤等全身症状。

　　(2)亚急性湿疹:多由急性湿疹迁延而来,急性期的红肿、水疱减轻,渗出减少,但仍有红斑、丘疹、脱屑。自觉瘙痒,或轻或重,一般无全身不适。

　　(3)慢性湿疹:多由急性、亚急性湿疹反复发作而来,也可起病即为慢性湿疹,其表现为患部皮肤增厚,表面粗糙,皮纹显著或有苔藓样变,触之较硬,暗红或紫褐色,常伴有少量抓痕、血痂、鳞屑及色素沉着,间有糜烂、渗出。自觉瘙痒剧烈,尤以夜间、情绪紧张、食辛辣鱼腥动风之品时为甚。若发生在掌跖、关节部的易发生皲裂,引起疼痛。病程较长,数月至数年不等,常伴有头昏、乏力、腰酸肢软等全身症状。

【鉴别诊断】

(1)接触性皮炎:有明确的接触史。皮损局限于接触部位,以红斑、潮红、肿胀、水疱为主,形态较单一,边界清楚,去除病因后很快痊愈,不复发。

(2)神经性皮炎:皮损好发于颈项、四肢伸侧、尾骶部。初为多角形扁平丘疹,后融合成片,典型损害为苔藓样变,皮损边界清楚,无糜烂渗出史。

【治疗】

(1)辨证论治

1)湿热浸淫证

证候:发病急,皮损潮红灼热,瘙痒无休,渗液流滋;伴身热,心烦,口渴,大便干,尿短赤。舌红,苔薄白或黄,脉滑或数。

治法:清热利湿。

方药:龙胆泻肝汤合萆薢渗湿汤加减。渗液明显者加苦参、泽泻;腹胀便秘者加大黄、厚朴。

2)脾虚湿蕴证

证候:发病较缓,皮损潮红,瘙痒,抓后糜烂流滋,可见鳞屑;伴纳少,神疲,腹胀便溏。舌淡胖,苔白或腻,脉弦缓。

治法:健脾利湿。

方药:除湿胃苓汤或参苓白术散加减。纳呆者加神曲、谷麦芽;腹胀者加香附、佛手。

3)血虚风燥证

证候:病久,皮损色暗或色素沉着,剧痒,或皮损粗糙肥厚;伴口干不欲饮,纳差腹胀。舌淡,苔白,脉细弦。

治法:养血润肤,祛风止痒。

方药:当归饮子或四物消风散加减。皮损肥厚者加鸡血藤、丹参;瘙痒剧烈者加乌梢蛇、徐长卿。

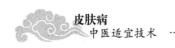
（2）外治

1）急性湿疹：初起仅有皮肤潮红而无渗出者，可选用清热止痒的中药苦参、黄柏、地肤子、荆芥等煎汤外洗，或用10%黄柏溶液、炉甘石洗剂外搽；若糜烂、水疱、渗出较多者，可选用马齿苋水洗剂，黄柏溶液外搽或蒲公英、龙胆草、野菊花、炉甘石、明矾各20 g，煎水待冷后湿敷，或2%～3%硼酸溶液；急性湿疹后期，渗液减少、结痂时，可选用烫疮油、黄连软膏、青黛膏等交替外搽。

2）亚急性湿疹有少量渗出者，选用苦参汤、三黄洗剂湿敷；无渗出者，可选用青黛散、祛湿散、新三妙散等油调外敷或黄柏霜外搽。

3）慢性湿疹可选用各种软膏、乳剂，根据瘙痒及皮肤肥厚程度加入不同浓度的止痒剂、角质促成和溶解剂，如青黛膏、5%硫黄软膏、5%～10%复方松馏油软膏、湿疮膏、皮脂膏、10%～20%黑豆馏油软膏及皮质类固醇激素软膏。

（3）西医治疗：内服药物可选用抗组胺药、镇静剂。急性期可静脉注射钙剂、注射用维生素C、硫代硫酸钠等。若瘙痒剧烈可用普鲁卡因静脉封闭治疗，合并感染者可加用抗生素。渗出不明显者外用氧化锌油；渗出较多者用3%硼酸溶液冷湿敷；渗出减少时可选用糖皮质激素霜剂，亦可与油剂交替使用。亚急性期可用糖皮质激素乳剂、糊剂。慢性期可用软膏。顽固难愈性、局限肥厚性皮损可用糖皮质激素进行患处皮内注射。

【中医适宜技术】

（1）刺络放血法

用物准备：75%医用酒精棉球、无菌干棉球或无菌纱布、一次性医用梅花针或三棱针、医用玻璃罐或竹罐。

操作方法：取脾俞、膈俞、委中、大椎穴及皮损局部，严格消毒，用皮肤针重叩6～10次，然后迅速在穴位及皮损局部加拔火罐，拔出瘀血，视出血情况，3～5 min起罐，并用消毒棉球清洁皮肤，再用消毒干棉球加压2～3 min（皮损局部肌肉丰厚处、较平坦部位在点刺后迅速拔以火罐，瘦削、骨骼、关节部位仅施以点刺）。

适应证：湿疹红斑、丘疹、瘙痒灼热感明显者。

禁忌证：对于糖尿病溃疡患者、下肢静脉曲张患者、皮损破溃合并感染者、妊娠期妇女、血小板减少者等应慎用以上疗法。

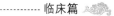

（2）火针法

用物准备：75%医用酒精棉球、医用酒精灯、打火机、无菌干棉球或无菌纱布、0.50 mm×25 mm 的细火针。

操作方法：首先用碘伏消毒湿疹患处，施术者选用规格为 0.50 mm×25 mm 的细火针，以右手拇、食指持针柄，左手持一盏点燃的乙醇灯，靠近施术部位；将针身置于火焰上，以针身烧红至发亮为度，迅速刺入湿疹局部皮损，深度不超过皮损基底部，从皮损边缘进行围刺，针距间隔 1 cm 左右，直至整个皮损，手法宜轻，随即出针，出针后如出血不要马上止血，让其自然流出少许血液后再用干棉球按压止血，点刺深度为 5～7 mm。每周 2 次，共治疗 4 周。

适应证：湿疹伴有结节、斑块者。

禁忌证：对于糖尿病溃疡患者、皮损破溃合并感染者、妊娠期妇女、血小板减少者等应慎用以上疗法。

（3）梅花针法

用物准备：75%医用酒精棉球、无菌干棉球或无菌纱布、一次性医用梅花针。

操作方法：用 75%医用酒精消毒局部皮损后，以左手固定该区域，右手拇指、食指捏住针柄，利用腕部发力，用梅花针反复叩刺致皮肤潮红或微微出血，一般每分钟叩刺 70～90 次。治疗结束后，用无菌干棉球或无菌纱布轻轻擦拭出血点，操作完毕。每周 1 次，4 次为 1 个疗程。

适应证：慢性湿疹。

禁忌证：面部靠近眼部区域者慎用；对于糖尿病溃疡患者、皮损破溃合并感染者、妊娠期妇女、血小板减少者等应慎用以上疗法。

（4）走罐法

用物准备：75%医用酒精棉球、医用凡士林、2 号罐。

操作方法：常规消毒后涂医用凡士林，取 2 号罐吸拔于皮肤上，以手握住罐底，稍倾斜或平推，沿两侧膀胱经从颈背部推至腰部，每条经线从上到下反复拉行 5～10 次，至皮肤出现潮红、深红或起丹痧为度。临床应根据患者体质及病情调整走罐的速度及手法的轻重，走罐每 3 天 1 次，一般治疗 5～10 次。

适应证：湿疹表现为斑块皮损者。

禁忌证：对于糖尿病溃疡患者、皮损破溃合并感染者、妊娠期妇女、血小

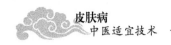
板减少者等,瘦削、骨骼、关节部位应慎用以上疗法。

【预防与调护】

(1) 急性湿疹者忌用热水烫洗和肥皂等刺激物洗涤。

(2) 不论急性、慢性湿疹均应避免搔抓,并忌食辛辣、鸡鹅、牛羊肉、鱼腥海鲜等发物。

(3) 急性湿疹或慢性湿疹急性发作期间,应暂缓预防注射。

(4) 治疗全身性疾病,发现病灶应及时积极清除。

阴囊湿疹

阴囊湿疹是一种发生于阴囊部位的湿疹,相当于中医的"肾囊风"。其特点为阴囊瘙痒、发红、潮湿,甚至溃烂等,此病容易反复,病程长,对患者的日常生活产生严重影响。

【诊断】

阴囊皮肤皮纹加深加宽,浸润肥厚,干燥,伴脱屑及色沉,有渗出者常肿胀、皲裂;自觉瘙痒;慢性经过,常年不愈。阴囊湿疹的诊断并不困难。根据皮损的特点和剧烈瘙痒的情况一般即可诊断。

【鉴别诊断】

核黄素缺乏性阴囊炎:病程短,无明显浸润肥厚,常伴有舌炎,内服核黄素后1周左右见效。

【治疗】

(1) 辨证论治:同湿疹。

(2) 外治:同湿疹。

(3) 西医治疗:同湿疹。

【中医适宜技术】

(1) 中药药浴法

用物准备:冰肤散(千里光、百部、苦参、白鲜皮、地肤子、蛇床子、土茯苓、野菊花、蒲公英、薄荷各 10 g,冰片 1 g)、纱布袋、坐浴椅。

操作方法:上述中药除冰片外打粉混匀装入纱布袋中备用,冰片另装。将药袋放入 2 000 mL 温热水中揉搓至药汁浸出后加入冰片,将药液连纱布袋趁热倒入盆内,上置带孔木盖,协助患者脱去内裤,坐在木盖上熏蒸。待药液不烫时,拿掉木盖,坐入盆中泡洗,并持纱布袋轻搓患处,每日 1 剂,早晚各 1 次。

适应证:阴囊湿疹。

禁忌证:无明显禁忌证。

（2）穴位注射法

用物准备:75%医用酒精棉球、无菌干棉球、一次性 2 mL 注射器、卡多菌多糖核酸注射液。

操作方法:患者取膝胸卧位,在长强穴位置常规消毒皮肤,采用卡多菌多糖核酸注射液 1 mL 注射,在注射过程中注意,要回抽无血并且有少许麻、胀时才能注射,每 1 周注射 1 次,3 周为 1 个疗程。

适应证:阴囊湿疹。

禁忌证:卡多菌多糖核酸过敏者禁用,有免疫缺陷者或者使用免疫抑制剂患者慎用,发热及急性传染病患者待疾病治愈后再应用。

（3）中药溻渍法

用物准备:甘草 50 g、塑料袋、无菌容器、无菌持物钳、无菌纱布、无菌手套。

操作方法:甘草 50 g 加水 1 000 mL 煮汁,20 min 后息火冷却,并进行过滤。滤液分为三袋装在塑料袋密封包装。使用时将滤液倒入无菌容器内,无菌持物钳夹取无菌纱布置于溶液内浸湿,医师戴无菌手套后将其取出,并拧干纱布。患者下肢向外伸展,将纱布置于患处湿敷治疗 20 min,每日 3 次。

适应证:阴囊湿疹渗出较多时。

禁忌证:无明显禁忌证。

【预防与调护】

同湿疹。

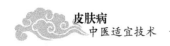
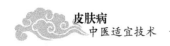

肛周湿疹

肛周湿疹是一种发生于肛门部位的湿疹,相当于中医的"肛周风"。其特点为皮损常局限于肛周皮肤,少数累及会阴,皮损浸润肥厚,伴苔藓样变,奇痒难忍,局部潮湿多汗。

【诊断】

局限于肛门周围皮肤,少数可累及会阴部,奇痒难忍,局部潮湿多汗,皮肤浸润肥厚,可发生皲裂。

【鉴别诊断】

(1)肛门瘙痒:肛门湿疹常发有丘疹、红斑、渗出、糜烂,以后继发瘙痒,而肛门瘙痒常以发痒为主,无渗出液,搔抓破后,继发渗出、出血、糜烂。

(2)接触性皮炎:有明显的接触物刺激病史,皮疹仅限于接触部位,形态单一,水疱大,境界清楚,去除病因后,皮炎消退较快,很少复发。

(3)肛周神经性皮炎:常发瘙痒,后出现扁平丘疹,有苔藓样变,淡褐色,干燥而坚实,病变部位可延至骶尾部、会阴及阴囊。

【治疗】

(1)辨证论治:同湿疹。

(2)外治:同湿疹。

(3)西医治疗:同湿疹。

【中医适宜技术】

(1)中药药浴法

用物准备:三皮止痒汤(乌梅10 g,蒲公英30 g,明矾10 g,白鲜皮20 g,苦楝皮10 g,土槿皮10 g)、坐浴椅、水温计。

操作方法:将上药加水800 mL,用文火煎煮至250 mL,冷却,每次以250 mL兑温开水(37~40℃)至1 500 mL,将药液趁热倒入盆内,上置带孔木盖,协助患者脱去内裤,坐在木盖上熏蒸。待药液不烫时,拿掉木盖,坐入盆中泡洗。药液偏凉时,应更换药液,每次熏洗 15~20 min。

适应证:肛周湿疹。

禁忌证:月经期、妊娠期妇女禁用坐浴。

(2)耳穴埋豆法

用物准备:75%医用酒精棉棒、无菌干棉棒、0.5 cm×0.5 cm 大小胶布、王不留行。

取穴:风溪、肾上腺、对屏尖、肺、脾、肛门。

操作方法:首先对整个耳部由上至下轻软按摩,然后用棉签在相应的穴位附近按压寻找敏感点或压痛点,采用75%乙醇棉棒消毒穴位处皮肤,提前制备好 0.5 cm×0.5 cm 大小胶布,中央放置王不留行,将王不留行对准穴位后贴压固定,之后操作者进行按压,使患者感觉出现酸、麻、胀、轻微疼痛等得气感后持续按压 20~30 s,每个穴位依次进行,嘱患者采用上述方式自行按压 4 次,每次间隔 15 s。每日早、中、晚各按压 1 个循环,按压方法同前,每个循环自行按压 5 次。每 3 天更换贴压,双耳交替进行,每周休息 1 天,2 周为 1 个疗程。视病情治疗 1~2 个疗程。

适应证:肛周湿疹。

禁忌证:无明显禁忌证。

【预防与调护】

同湿疹。

手 部 湿 疹

手部湿疹多发于手背及指端掌面,可蔓延及手腕部,与环境因素密切相关,相当于中医的"涡疮"。皮损特点为表现形态多样,边界不清,多为对称,皮损表现为潮红、糜烂、结痂;至慢性时,皮肤肥厚粗糙,常伴干燥皲裂、疼痛,病程较长。

【诊断】

手部湿疹的皮损呈亚急性或慢性湿疹表现,常发生于指背及指端掌面,可

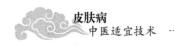
蔓延至手背和手腕部,境界不清或呈小片状皮损。

慢性病程时可浸润肥厚,因手指活动出现皲裂。甲周皮肤肿胀,指甲可变厚而不规则。

手部湿疹也可发生于掌侧,具局限性,但边缘不明显,多粗糙,有小丘疱疹、疱疹及浸润肥厚,冬季常开裂。

手部湿疹仅发生于指尖部时,又称指尖湿疹。发生于掌中部及指掌侧时,皮损干燥,角质增生,皲裂称为慢性复发性水疱/角质增生性手部湿疹。

皮损也可发生于邻近两指至掌部远端掌指关节皮肤,皮损形态如围裙状,又称围裙样湿疹。

【鉴别诊断】

(1)接触性皮炎:有明确接触史,皮损主要局限于接触部位,形态单一,可伴有大疱及坏死,炎症较重,皮损界限清楚,自觉瘙痒(较轻)或灼热感,病程较短,去除病因后可迅速愈合,不再接触即不复发,斑贴试验多为阳性。

(2)手癣:开始为丘疹或水疱,起病较慢,水疱位置也相对浅,较少继发细菌感染,疱壁易破形成脱屑,轻度瘙痒。皮肤粗糙肥厚容易出现皲裂、疼痛,冬重夏轻。真菌镜检培养可明确诊断。

【治疗】

(1)辨证论治:同湿疹。

(2)西医治疗:内服药物可选抗组胺药、镇静剂。急性期可静脉注射钙剂、复方甘草酸苷注射液、注射用维生素C等,若合并感染者可加用抗生素,渗出不明显者外用氧化锌油,渗出较多者用3%硼酸溶液冷湿敷,渗出减少时可选用糖皮质激素霜剂,亦可与油剂交替使用。亚急性期可用糖皮质激素乳剂、糊剂。慢性期可用软膏。顽固难愈性、局限肥厚性皮损可用糖皮质激素进行封包治疗。

【中医适宜技术】

(1)中药溻渍法

选用药物:由苦参、防风、露蜂房、甘草、白鲜皮、地肤子组成,功能祛风燥湿、清热解毒。方法:用6~8层纱布浸入新鲜配制的药液中,药液温度接近室温(冬季稍加热),待纱布吸透药液后,用镊子取出,至不滴水为度,随即敷于患处,务必与皮损紧密接触,大小与皮损相当,每次 30 min,隔 5~10 min 更换一次纱布,用于急性期渗出较多时。

(2)中药涂擦法

1)选用药物:苦参 30 g,川大黄 30 g,地榆 30 g,射干 30 g,马齿苋 30 g,千里光 20 g,薄荷 15 g,煎水外洗局部后再配合(地榆、苦参、黄连、吴茱萸,按4：3：2：1 比例焙干存性,研细末密封)以水包油型乳膏基质调配,使成15%~30%糊剂外擦患处,用于湿疹的亚急性及慢性阶段。

2)中药膏剂:可用土槿皮 300 g,苦参 150 g,黄芩、黄连、地龙、大黄、黄柏薄荷脑各 20 g,红参、蛇脂各 10 g,冰片 15 g,软膏基质 600 g,用于亚急性及慢性湿疹。

3)中药酊剂:白花树皮 40 g,多依树马鞍叶羊蹄甲 40 g,冰片 2 g,将上述药物浸入 500 mL 酒精中 1 周后,用玻璃瓶分装备用,外擦患处,每日 3 次,用于慢性湿疹皮损肥厚期。

4)中药油剂:中药紫草 200 g 加入 500 g 香油中,文火加热煮沸 15 min 停火,浸泡 24 h 后用纱布过滤去渣(盛入容器中消毒灭菌备用)外用。

5)中药熏蒸法:生大黄 30 g,广藿香 30 g,白及 30 g,黄连 15 g,桑枝 30 g,地肤子 30 g,当归 30 g,防风 20 g,鸡血藤 30 g。将上药的中药煎剂 1 000 mL 加入中药熏蒸仪中至有蒸汽均匀喷出将双手放于距喷头 15~20 cm 处,对患处熏蒸 20 min,隔日 1 次,4 周为 1 个疗程。

【预防与调护】

(1)避免精神刺激,保持情绪稳定。

(2)少食辛辣食物,戒烟酒。

(3)禁用手搔抓及热水烫洗,避免洗涤剂等化学物品的接触。

特 应 性 皮 炎

特应性皮炎是一种具有遗传倾向的过敏性皮肤病,在婴幼儿中发病率较高,本病临床表现为四肢屈侧、伸侧多形皮疹,呈湿疹化或苔藓化损害,剧烈瘙

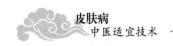
痒,时轻时重,缠绵难愈,患者多伴有哮喘、过敏性鼻炎等疾病史或父母有过敏性疾病,亦称"奶癣""湿疮""四弯风""血风疮"。

【诊断】

(1)主要标准:皮肤瘙痒。

(2)次要标准:屈侧皮炎湿疹史,包括肘窝、腋窝、踝前、颈部(10岁以下儿童包括颊部皮疹);哮喘或过敏性鼻炎史(或在4岁以下儿童的一级亲属中有特应性疾病史);近年来全身皮肤干燥史;有屈侧湿疹(4岁以下儿童面颊部、前额和四肢伸侧湿疹);2岁前发病(适用于4岁以上患者)。

(3)确定诊断:主要标准+3条或3条以上次要标准。

【鉴别诊断】

(1)婴儿脂溢性皮炎:多发于出生后不久的婴儿。头皮局部或全部可见黄色油腻状鳞屑覆盖,有时可累及眉区、鼻唇沟、耳后等处,瘙痒轻微。

(2)湿疹:皮损与特应性皮炎相似,但无一定发病部位,家族中亦无"异位性"病史。

【治疗】

(1)辨证论治

1)心脾积热证

证候:面部红斑、丘疹、脱屑或头皮黄色痂皮,伴糜烂渗液,有时蔓延到躯干和四肢哭闹不安,可伴有大便干结,小便短赤。指纹呈紫色达气关或脉数。本型常见于婴儿期。

治法:清心导赤。

方药:三心导赤饮加减。面部红斑明显酌加黄芩、白茅根;瘙痒明显酌加白鲜皮、地肤子;大便干结酌加火麻仁、莱菔子;哭闹不安酌加钩藤、牡蛎。药物用量可参照年龄和体重酌情增减。

2)心火脾虚证

证候:面部、颈部、肘窝、腋窝或躯干等部位反复发作的红斑、水肿,或丘疱疹、水疱,或有渗液,瘙痒明显,烦躁不安,眠差,纳呆。舌尖红,脉偏数。本型常见于儿童反复发作。

治法:清心培土。

方药:清心培土方加减。皮损鲜红酌加羚羊角或水牛角、栀子、牡丹皮;瘙痒明显酌加苦参、白鲜皮;眠差酌加珍珠母、合欢皮。药物用量可参照年龄和体重酌情增减。

3)脾虚湿蕴证

证候:四肢或其他部位散在的丘疹、丘疱疹、水疱;倦怠乏力,食欲不振,大便稀溏。舌淡,苔白腻,脉缓或指纹色淡。本型常见于婴儿和儿童反复发作的稳定期。

治法:健脾渗湿。

方药:小儿化湿汤加减。皮损渗出酌加萆薢、茵陈蒿;纳差酌加鸡内金、谷芽;腹泻酌加伏龙肝、炒黄连。药物用量可参照年龄和体重酌情增减。

4)血虚风燥证

证候:皮肤干燥,肘窝、腋窝常见苔藓样变,躯干、四肢或可见结节性痒疹样皮损,继发抓痕,瘙痒剧烈,面色苍白,形体偏瘦,眠差,大便偏干。舌偏淡,脉弦细。本型常见于青少年和成人期反复发作的稳定期。

治法:养血祛风。

方药:当归饮子加减。皮肤干燥明显酌加沙参、麦冬;情绪急躁酌加钩藤、牡蛎;眠差酌加龙齿、珍珠粉。药物用量可参照年龄和体重酌情增减。

(2)西医治疗

1)系统治疗

A. 抗组胺药和抗炎症介质药物:对于瘙痒明显或伴有睡眠障碍、荨麻疹、过敏性鼻炎等合并症的患者,可选用第一代或第二代抗组胺药。其他抗过敏和抗炎药药物包括血栓素 A2 抑制剂、白三烯受体拮抗剂、肥大细胞膜稳定剂等。

B. 系统抗感染药物:对于病情严重(特别是有渗出者)或已证实有继发细菌感染的患者,可短期(1 周左右)给予系统抗感染药物,注意尽量少用易致过敏的抗菌药物如青霉素类、磺胺类等。

C. 糖皮质激素:原则上尽量不用或少用此类药物。对病情严重、其他药物难以控制的患者可短期应用,病情好转后应及时减量,直至停药,对于较顽固病例,可将激素逐渐过渡到免疫抑制剂或紫外线疗法。

D. 免疫抑制剂:适用于病情严重且常规疗法不易控制的患者,常用的有

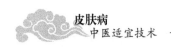
环孢素、甲氨蝶呤、硫唑嘌呤等,注意适应证和禁忌证,并应密切监测不良反应。

E. 其他:甘草酸制剂、钙剂和益生菌可作为辅助治疗。生物制剂可用于病情严重且常规治疗无效的患者。

2)局部治疗

A. 糖皮质激素:局部外用糖皮质激素是特应性皮炎的一线疗法。一般初治时应选用强效或超强效激素外用;肥厚性皮损可选用封包疗法;长期大面积使用激素应该注意皮肤和身体系统不良反应。

B. 钙调神经磷酸酶抑制剂:多用于面颈部和褶皱部位。常用的有 1% 吡美莫司乳膏、0.03%~0.1% 他克莫司软膏等。钙调神经磷酸酶抑制剂可与激素联合应用或序贯使用,这类药物也是维持治疗的较好选择,可每周使用 2~3 次。

C. 外用抗微生物制剂:由于感染常是特应性皮炎的激发因素,因此可选用含抗菌药物的复方皮质类固醇制剂。

D. 其他外用药:氧化锌油(糊)剂、黑豆馏油软膏等对特应性皮炎也有效,0.9% 氯化钠溶液、1%~3% 硼酸溶液及其他湿敷药物对于特应性皮炎急性期的渗出有较好的疗效,多塞平乳膏和部分非甾体抗炎药物具有止痒作用。

【中医适宜技术】

(1)中药溻渍法:潮红、丘疹、丘疱疹、无渗液的皮损可选用黄精 15 g,金银花 15 g,甘草 15 g 加水 2 000 mL,水煎至 1 500 mL,待冷却后取适量外洗。红肿、糜烂、渗出的皮损可选用黄精 15 g,金银花 30 g,甘草 15 g 加水 2 000 mL,水煎至 1 500 mL,待冷却后取适量外洗和间歇性开放性冷湿敷。糜烂、渗出明显时,可选用清热解毒收敛的中药黄柏、生地榆、马齿苋、野菊花等水煎做间歇性开放性冷湿敷。湿敷间隔期可外擦 5%~10% 甘草油、紫草油或青黛油。

(2)针刺疗法

1)毫针法:稳定期主选血海、足三里、脾俞。用补法,毫针刺入,留针 20 min,每日 1 次,10 次为 1 个疗程。发作期选双侧曲池、尺泽、血海、足三里、阴陵泉为主穴,快速旋转刺入上述穴位 0.5~1 寸,得气后,施平补平泻手法留针 30 min。每周针刺治疗 3 次,隔日 1 次,3 周为 1 个疗程。

2) 刺络放血法:三棱针点刺或散刺局部阿是穴、大椎、膈俞、心俞、脾俞、曲池、委中、尺泽、阳陵泉穴位及穴区周围血络,三棱针进针 3~5 mm,快速出针,皮损局部用三棱针快速点刺或散刺定位点 5~10 下,针刺结束或血流缓慢后拔以火罐,血止后启罐,每周施术 1 次,连续治疗 4 周。

3) 梅花针联合拔罐法:用梅花针叩刺并拔罐治疗,使用梅花针叩刺大椎、肺俞、膈俞、心俞及皮损部位,使局部皮肤潮红或隐隐出血后迅速拔罐,留罐 10 min,每日 1 次。

(3) 中药贴敷法:把中药消风导赤散(生地黄、赤茯苓、牛蒡子、白鲜皮、金银花、薄荷、木通、黄连、甘草、荆芥、肉桂)研成粉末混合,过 80 目筛后,装瓶备用。用用时取药末 2 匙填脐,外用纱布、绷带固定,每 2 日换药 1 次,连用 3 次为 1 个疗程。

(4) 推拿手法:山茶油、橄榄油等保湿润肤剂作为全身润肤基础治疗的一部分,再以清心培土法选穴。① 发作期清心火为主:清天河水,清小肠,揉总筋,运内劳宫,沿两侧膀胱经抚背。② 缓解期以健脾固本为治则:补脾经,揉脾俞,揉中脘;配合摩腹、捏脊,按揉足三里,其他可随患儿皮损或全身症状加减。

【预防与调护】

(1) 避免过度搔抓及烫洗;注意发现加剧病情的环境因素并尽力避免。

(2) 沐浴有助于清除或减少表皮污垢和微生物,在适宜的水温(32~40℃)下沐浴,每日 1 次或隔天 1 次,每次 10~15 min。洁肤用品 pH 最好接近表皮正常生理(pH 约为 6.0),皮肤明显干燥者应适当减少清洁用品的使用次数,尽量选择不含香料的清洁用品。

(3) 恢复和保持皮肤屏障功能,外用润肤剂是特应性皮炎的基础治疗,有助于恢复皮肤屏障功能。每日至少使用 2 次亲水性基质的润肤剂,沐浴后应该立即使用保湿剂、润肤剂。

荨 麻 疹

荨麻疹俗称"风疹块",是由多种因素引起的皮肤黏膜小血管扩张及渗透

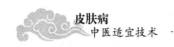
性增高而出现的一种局限性水肿反应,主要表现为边缘清楚的红色或苍白色的瘙痒性皮损风团。其特点为皮肤上出现瘙痒性风团,发无定处,骤起骤退,退后不留痕迹。在古代文献中,因其突然发病,发无定处,搔之出现风团,骤起骤退,又称"瘾疹"。如《素问·四时刺逆从论》说:"少阴有余,病皮痹隐疹",被认为是"瘾疹"最早的出处。本病皮损一般持续不超过24 h,但易反复发作。慢性荨麻疹是指风团每周至少发作2次,持续≥6周,少数慢性荨麻疹患者也可表现为间歇性发作。

【诊断】

发病初起常先出现瘙痒,随即皮肤上突然出现风团,色白或红或正常肤色,大小不等、形态不一,可为圆形、类圆形或不规则形,边界清楚。皮疹发作不定时,持续时间长短不一,消退后不留任何痕迹。瘙痒剧烈时,可伴有发热、恶寒等全身症状。若属急性者,发病急,风团骤起骤消,随之瘙痒消失;慢性者,病程可达数月以上,反复发作,经久不愈。

本病可发生于任何年龄、季节,男女皆可发病。若发生在眼睑、口唇、阴部等组织疏松部位可见局部红斑,伴水肿;若侵犯消化道黏膜可伴恶心、呕吐、腹痛、腹泻等症状;若发生在呼吸道黏膜可导致喉头水肿及有明显憋闷感,严重者可发生晕厥,甚至窒息。

急性荨麻疹常由食物及食品添加剂、药物、植物、物理刺激、变应原介导等诱发;而慢性荨麻疹多由精神因素、遗传因素、变态反应、感染等所致。

本病血常规显示血液中可有嗜酸性粒细胞增高,或有白细胞总数及淋巴细胞数增多,可有皮肤划痕征阳性。

【鉴别诊断】

(1) 多形红斑:发病急骤,多发于手足背、手足掌底、四肢伸侧等处,皮损多丘疹、水疱等多形性损害和虹膜样特征性红斑,好发于冬春季节,青年女性多见。

(2) 丘疹性荨麻疹:风团性丘疹,中间或可有小水疱,瘙痒剧烈,多发于四肢、臀、腰等处,数日后消退,退后留有色素沉着。夏季儿童多发,常有蚊虫叮咬史。

(3) 荨麻疹性血管炎:风团样皮疹长可持续24~72 h,自觉有痒感或烧灼感,伴不规则发热、低补体血症,皮疹消退后常有色素沉着,可反复发作。中年妇女多见,常伴有关节痛及关节炎。

【治疗】

(1)辨证论治

1)风热证

证候:风团鲜红,灼热剧痒,遇热加重,遇冷减轻;伴发热恶寒、心烦、口渴、咽喉肿痛。舌红,苔薄白或薄黄,脉浮数。

治法:疏风清热,辛凉透表。

方药:消风散合桑菊饮加减。伴咳嗽痰黄者,加桑白皮、北杏;大便干结者,加火麻仁、郁李仁;心烦者,加生山栀;咽痛者,加板蓝根、山豆根。

2)风寒证

证候:风团色白,遇冷加剧,得暖则减,自觉瘙痒;可伴有畏寒恶风,口不渴。舌淡红,苔薄白或腻,脉浮紧。

治法:疏风散寒,辛温解表,调和营卫。

方药:桂枝汤或桂枝麻黄各半汤加减。阳虚遇寒加重者去荆芥加淫羊藿、白术、黄芪;手足冰冷者加当归、鹿角胶;易出汗者去麻黄加浮小麦、麻黄根。

3)气血两虚证

证候:风团色淡红,反复发作迁延数月数年,日久不愈,劳累后复发加剧。自觉瘙痒,伴有神疲乏力、失眠多梦。舌淡,苔薄,脉濡细。

治法:疏风止痒,益气养血。

方药:当归饮子或八珍汤加减。便稀者去生地黄加茯苓、山药;痒剧者加防风、牡蛎、蒺藜。

4)胃肠实热证

证候:风团发生伴恶心、呕吐、脘腹疼痛、腹胀、腹泻或大便燥结、神疲纳呆。舌红,苔黄腻,脉滑数。

治法:疏风解表,通腑泄热,除湿止痒。

方药:防风通圣散合茵陈蒿汤。虫积者加乌梅、槟榔;便秘者加大黄、厚朴。

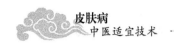

5）冲任不调证

证候：风团色暗，时轻时重，多在月经前数天出现，随月经结束可缓解。风团出现与月经周期有关，伴痛经、月经不调。舌暗或有瘀斑，脉细涩。

治法：调摄冲任，养血祛风。

方药：四物汤合二仙汤加减。痛经者加三七、鸡血藤；月经不调，量少，色淡者加桑寄生、阿胶。

（2）外治

1）三黄洗剂、炉甘石洗剂：外搽皮肤，每日 2~3 次。

2）苦参 30 g，艾叶、路路通各 15 g，生姜 12 g，将上药共用水煎汤，洗患处，每日 1 次。

3）丹皮酚软膏：消炎止痒的作用，外搽皮肤，每日 2~3 次。

（3）西医治疗：局部可选用止痒剂，如 1%樟脑炉甘石洗剂、炉甘石洗剂等；日光性荨麻疹可选用遮光剂，如二氧化钛霜等预防。并可选用抗组胺类药物、糖皮质激素等对症治疗；急性荨麻疹伴发喉头水肿、呼吸困难或过敏性休克者，应立即抢救，方法为皮下注射 1：1 000 肾上腺素 0.2~0.4 mL；支气管痉挛者，予以氨茶碱注射液 0.25 g；喉头水肿者予以气管切开，吸氧，心电监护；酌情加用复方利血平片、硫酸羟氯喹片、雷公藤制剂等。

【中医适宜技术】

（1）截根疗法

用物准备：75%医用酒精棉球、无菌纱布、医用胶布、三棱针；利多卡因注射液、手术刀、持针器、弯针。

操作方法：取卧位，充分暴露挑刺部位，常规消毒，用三棱针把挑刺部位表皮纵向挑破 0.3~0.5 cm，然后自表皮下刺入，挑出白色纤维样物，并将其挑断，一般挑断 5~10 根即可，用无菌纱布覆盖，胶布固定，每周 1 次，3 次为 1 个疗程。或常规消毒后，以利多卡因注射液于挑治部位注射一皮丘，然后用手术刀横切开皮丘表皮面约 0.5 cm，深度以微出血、划破表皮为度，用持针器夹弯针，刺入表皮下，挑起白色纤维样物，适当上下左右牵拉数次后把其拉断，一般拉断 5~10 根即可。消毒后，用消毒纱布覆盖，胶布固定，每周 1 次，3 次为 1 个疗程。

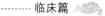

适应证：急、慢性荨麻疹患者。

禁忌证：妊娠期妇女、严重心脏病和身体过度虚弱者慎用,有瘢痕体质者慎用。

（2）自血治疗

用物准备：75%医用酒精棉球、10 mL 注射器、静脉注射针头、肌内注射针头、无菌纱布或输液贴。

取穴：常选用足三里、血海、曲池、肺俞等。

操作方法：用 75%医用酒精消毒,于肘静脉内抽取血液 3~5 mL,即刻将静脉注射针头换成肌内注射针头。常规消毒双侧足三里、曲池、血海、肺俞区域皮肤,迅速将肌内注射针头刺入穴位,通过提插有针感后将静脉血注入,每穴可注射 1.5~2 mL,两侧交替使用,术毕用输液贴敷针眼。前 3 次为每日 1 次,之后改为每周 2~3 次,10 次为 1 个疗程。

适应证：慢性荨麻疹患者。

禁忌证：高度过敏者不宜使用。

（3）耳穴埋豆法

用物准备：75%医用酒精棉球、无菌干棉球或无菌纱布、消毒镊子、王不留行、医用胶布。

取穴：选取交感、皮质下、神门、肾上腺等穴位。

操作方法：用 75%医用酒精消毒后,一手托耳郭,另一手用镊子夹持中心黏上药豆(王不留行)的小方块胶布(约 0.5 cm×0.5 cm),对准穴位紧紧贴压,并轻轻揉按 1~2 min,每日按压 3~5 次,隔 1~3 日换 1 次。

适应证：慢性荨麻疹。

禁忌证：无明显禁忌证。

（4）耳针法

用物准备：75%医用酒精棉球、无菌干棉球或无菌纱布、0.3~1.2 mm 毫针。

取穴：选取神门、肺、枕、内分泌、肾上腺等穴位。

操作方法：用 75%医用酒精消毒后,用毫针双耳或单耳交替刺治,每日 1 次,中强度刺激,留针 30 min,留针期间 2 次捻针。

适应证：急、慢性荨麻疹患者。

禁忌证：无明显禁忌证。

（5）药线点灸疗法

用物准备：苎麻药线、医用酒精灯、打火机。

取穴：常选用双侧肺俞、心俞、脾俞、肾俞、天应穴等。

操作方法：用食指和拇指持药线的一端，露出线头 1~2 cm，将线端在医用酒精灯上点燃，如有火焰必须扑灭，只需线头有炭火星即可。将有火星的线端对准穴位，顺应手腕和拇指屈曲动作，进行多次快速点灸直至火星熄灭，一按火来即起为一壮，以患者有轻微灼热感或痒感为度，遗留药粉不必拭去。一般一穴点灸 1 壮，可根据天应穴皮损面积大小加灸 1~2 壮。

适应证：急、慢性荨麻疹瘙痒剧烈者。

禁忌证：眼部及妊娠期妇女禁灸，实热者慎用。

（6）穴位注射法

用物准备：75%医用酒精棉球、无菌干棉球、一次性 2 mL 注射器、维生素 B_{12} 0.1 mg、利多卡因 2 mL。

取穴：足三里、血海、曲池、尺泽，四穴交叉配合分为四组，即左侧曲池、右侧足三里；左侧足三里、右侧曲池；左侧尺泽、右侧血海；左侧血海、右侧尺泽。

用维生素 B_{12} 0.1 mg、利多卡因 2 mL，取针刺穴位进行注射，每周 2 次，4 周为 1 个疗程。

操作方法：穴位常规消毒。首先抽取维生素 B_{12} 和利多卡因，将其混匀待用。使患者取坐位，术者左手固定施术部位，右手持注射器对准穴位，快速刺入皮下，将针缓慢推进，达一定深度后产生得气感应，回抽无回血，便可将药液缓慢注入（下肢建议注射入 0.5~1 mL 药液，上肢建议注射入 0.5 mL 药液），4 组穴交替注射，每日 1 次，连续 8 日为 1 个疗程。

适应证：顽固型荨麻疹患者。

禁忌证：年老体弱者选穴需少，药量酌减，妊娠期妇女慎用。

（7）穴位埋线法

用物准备：75%医用酒精棉球、无菌干棉球或无菌纱布、利多卡因 2 mL、羊肠线、埋线针、血管钳。

取穴：单纯性荨麻疹取风门、肺俞；伴恶心、腹痛、腹泻者加中脘、天枢；伴胸闷不适者加膈俞。

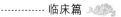

操作方法：穴位常规消毒。首先抽取利多卡因局部麻醉。取 1 cm 长的羊肠线,套在埋线针缺口上,两端用血管钳夹住。右手持针,左手持钳,针尖缺口向下以 15°~40°方向刺入。当针头缺口进入皮内后,左手将血管钳松开,右手持续进针直至羊肠线头完全埋入皮下,再进针 0.5 cm,随后把针退出,用棉球或纱布压迫针孔片刻,再用纱布覆盖创口。每次取 1~3 个穴位,视患者情况每 2~4 周治疗 1 次。

适应证：慢性荨麻疹患者。

禁忌证：局部皮肤感染及对埋线过敏者禁用。

（8）中药熏蒸法

用物准备：熏蒸仪、中药外洗方(麻黄 10 g、桂枝 10 g、荆芥 10 g、防风 10 g、细辛 5 g、杏仁 10 g、赤芍 10 g、甘草 10 g)、血压计。

操作方法：嘱患者取下饰物,记录血压、心率、呼吸。加入热水入熏蒸仪内,加入中药,接通电源,待熏蒸仪有蒸汽冒出时可开始工作。嘱患者更换一次性衣服,取平卧位,调节熏蒸的温度至 38℃~41℃,设置熏蒸的时间约 30 min,调节室温,并教会患者使用呼叫仪。熏蒸过程中,密切观察患者感受,若感不适应立即停止。嘱患者熏蒸完毕适当饮水,记录熏蒸过程的不良反应,熏蒸结束后记录血压、心率、呼吸。每日或隔日 1 次,每次 30 min,6 次为 1 个疗程。

适应证：慢性荨麻疹,病程超过 3 个月者。

禁忌证：重症高血压病、心脏病、急性脑血管意外、急慢性心功能不全、严重肺源性心脏病、重度贫血、动脉硬化症、急性传染病等禁用,妇女妊娠期及月经期禁用,饭前饭后半小时内、饥饿、过度疲劳禁用,有开放性创口、智能低下、年龄过大、体质特别虚弱的患者禁用。

【预防与调护】

（1）避免精神刺激,远离过敏原。记录每日饮食、起居,以及接触物,以供医者参考,寻找起病诱因。

（2）如遇冷热刺激而复发者,不应过分回避,反应逐步接触,逐渐延长时间,以求适应。

（3）忌食鱼腥虾蟹、辛辣、葱、酒等发物。

（4）注意天气变化,加强体育锻炼。调整生活节奏,保持心情舒畅。

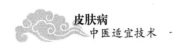
皮肤瘙痒症

皮肤瘙痒症是指临床上仅有皮肤瘙痒而无原发性皮损的感觉神经功能异常性皮肤病。其特点是自觉皮肤阵发性瘙痒,搔抓后常出现抓痕、血痂、色素沉着和苔藓样变等。本病属中医学"风瘙痒""痒风"的范畴。《诸病源候论》曰:"风瘙痒者,是体虚受风,风人腠理,与气血相搏,而俱往来于皮肤之间。邪气微,不能冲击为痛,故但瘙痒也。"

【诊断】

发生在秋末及冬季,因气温骤冷所诱发者常因瘙痒而致失眠或夜寐不安,称为冬季风瘙痒,一般春暖可愈。

发于夏季,由温热所诱发者,称夏季风瘙痒,入冬则轻。

瘙痒为风瘙痒的主要症状,瘙痒为阵发性,白天轻,夜间重,亦因饮酒、情绪变化、受热、搔抓、摩擦后发作或加重。无原发性皮损,由于连续反复搔抓,可引起抓痕、表皮剥脱和血痂,日久皮肤可出现肥厚、苔藓样变、色素沉着,以及湿疹样变。

患者常因瘙痒而致失眠或夜寐不安,白天精神不振,甚至影响食欲。

【鉴别诊断】

根据无原发皮损,仅有瘙痒,易于诊断。如有继发皮损应与虱病、慢性湿疹、慢性单纯性苔藓鉴别。

【治疗】

(1)辨证论治

1)风热血热证

证候:病属新起,一般以青年患者多见,皮肤瘙痒剧烈,遇热加重,皮肤抓破后有血痂;伴心烦、口渴、便干、溲赤。舌红,舌苔薄黄,脉浮数。

治法:疏风清热,凉血止痒。

方药:消风散合四物汤加减。风甚者加全蝎、蜈蚣等息风通络止痒;血热甚者加牡丹皮、浮萍等清热凉血;夜间痒甚者加龙骨、牡蛎、珍珠母等平肝潜阳,镇心安神。

2)湿热内蕴证

证候:瘙痒不止,抓破后滋水淋漓,继发感染或湿疹样变;伴口干口苦,胸胁胀满,胃纳不香,大便燥结,小便黄赤。舌红,舌苔黄腻,脉滑数或弦数。

治法:清热利湿止痒。

方药:龙胆泻肝汤加减。兼血热者加牡丹皮、白茅根等清热凉血;大便燥结者加生大黄等泻热通便。

3)血虚肝旺证

证候:病程日久,以老年患者多见,皮肤干燥,可有脱屑,抓破后血痕累累;伴头晕眼花,失眠多梦。舌红,舌苔薄,脉细数或弦数。

治法:养血润燥,祛风止痒。

方药:当归饮子加减。年老体弱者加黄芪益气生血;瘙痒甚者加白鲜皮、蜈蚣等祛风止痒;皮损肥厚者加阿胶、丹参等养血活血润燥;夜寐不安者加酸枣仁、五味子等宁心安神。

(2)外治

1)丹皮酚软膏(中成药)有消炎止痒作用。用于各种湿疹,皮炎,皮肤瘙痒,蚊臭虫叮咬红肿等各种皮肤疾患。外用,涂敷患处,每日2~3次。

2)黄连膏(《医宗金鉴》)黄连9 g、当归15 g、黄柏9 g、生地黄30 g、姜黄9 g、麻油360 g、黄蜡120 g,上药除黄蜡外,浸入麻油内,1天后用文火熬煎至药枯,去渣滤清,再加入黄蜡,文火徐徐收膏。外搽患处,每日3~4次。

(3)西医治疗:局部应以保湿、滋润、止痒为主,使用刺激性小的制剂,对女阴瘙痒症禁用酊剂,或用盐酸普鲁卡因注射液、醋酸确炎舒松A针或复方倍他米松注射液做皮损处皮下封闭治疗。系统用药抗组胺药为一线治疗,其他如钙剂、注射用维生素C等,可配合谷维素片、维生素B_1片、维生素B_{12}片等治疗。

【中医适宜技术】

(1)毫针法

用物准备:75%医用酒精、无菌干棉球、0.25 mm×40 mm毫针。

取穴:曲池、合谷、血海、足三里、三阴交等。

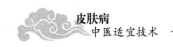
操作方法：患者取卧位，结节所在部位以 75% 医用乙醇常规消毒后，采用 0.25 mm×40 mm 毫针，在结节边缘处取 3~5 个点向内围刺，针尖与皮肤呈 30° 角刺入皮肤表层，捻转行针 2 min，频率 120 次/min。结节分布部位所属经脉的合穴，以常规提插捻转补法刺激为主，行针 2 min。辨证配穴采用常规针刺，所有手法操作以患者的舒适及耐受为度，留针 30 min。每周治疗 2 次，隔二三天治疗 1 次，共治疗 12 周。

适应证：皮肤瘙痒症各证。

禁忌证：无明显禁忌证。

（2）耳穴埋豆法

用物准备：医用酒精、王不留行、胶布。

操作方法：取穴枕部、心区、肺区、神门、肾上腺、内分泌等耳穴的敏感点。常规消毒后将黏有王不留行的胶布对准耳穴贴敷，并用手压迫刺激，以感到酸、麻、胀、痛为度。按压每日 3~5 次，每个穴位按每次 1~2 min。每次取穴 4~5 个，3 天左右换豆 1 次。

适应证：皮肤瘙痒症。

禁忌证：无明显禁忌证。

【预防与调护】

（1）保持皮肤滋润，忌搔抓。

（2）调整生活节奏，保持心情舒畅。

四、物理性皮肤病

鸡　眼

鸡眼是足部长期受挤压或摩擦而致的角质增生物。因形似鸡眼而得名。本病特点是好发于趾侧,皮损淡黄色,顶起硬凸,根陷肉里,多见于穿着紧窄鞋靴,长期行路或足部畸形者。

【诊断】

（1）好发部位呈圆形角质增生性的损害,表面光滑,垂直压迫疼痛。

（2）组织病理为增厚的角质层,中心部角层更厚,呈"V"形凹入,钉突增生尤甚,其下方的真皮层因受压力乳头变平,有少量细胞浸润。

【鉴别诊断】

（1）胼胝:呈黄色、中厚边薄的角质增生物,面积较广,境界不清,无圆锥状角质增生嵌入深部和疼痛感。

（2）点状掌跖角皮症:皮损分布于掌跖,为高出正常皮面的圆形或椭圆形角质丘疹,色泽暗黄,质地坚硬,除掌跖部位外,尚可累及手足背、肘、膝等其他部位。

【治疗】

鸡眼一般不需内治,以外治为主,可根据以下情况选用下列方法。

（1）外用腐蚀剂

1）选用鸡眼膏或五妙水仙膏敷于患处。注意保护周围正常皮肤。

具体方法:局部皮肤常规消毒后,先将鸡眼表面角化的硬皮削去,用橡皮胶布中央剪一小孔,露出鸡眼,贴在患部周围,再用鸡眼膏或五妙水仙膏外敷鸡眼上,密封固定。3~5日后揭开除去药物,可见皮损与正常皮肤分离,温水

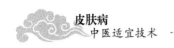
浸泡患处后,用刀片将分离部分的皮损刮去。若皮损未完全除掉,仍按上法处理,直至皮损完全脱落。一般经 3~5 次,鸡眼可完全脱落。

2)生半夏粉或芒硝加少量水,使其成糊状或结晶状备用,用药方法同上。

3)鸦胆子仁捣烂外敷,每 6 h 换药 1 次。

(2)鸡眼挖除术一般不需麻醉,常规消毒后,用手术刀将鸡眼表面角质层削除露出白色角质栓,分清与正常组织分界的乳白色环,用刀沿此环分离后取出鸡眼栓,并将鸡眼基底膜剥离干净,以免复发。

(3)冷冻加剥离术:先削去鸡眼上部的角质层,选用大小合适的冷头,对准病损加压接触,采用一次冻融法,使局部变成Ⅱ度冻伤为宜。24 h 后用盐水浸泡半小时左右,再用尖头手术刀沿血疱与正常皮肤分界边缘划开剥离,以有齿镊钳住,将鸡眼完整取出,清理创面压迫止血后再行包扎。

【中医适宜技术】

(1)火针法:局部皮肤常规消毒后,用三棱针烧红后直刺鸡眼中心至尖端部,数天后结痂脱落而愈。如不愈可重复治疗 1 次。

(2)艾灸法:鸡眼表面涂凡士林或麻油后艾灸,连灸 4~5 壮,每日 1 次。

【预防和调护】

预防鸡眼发生,应减少摩擦和压迫,不穿紧硬的鞋子,鞋内衬以较厚的棉垫或海绵垫。

手 足 皲 裂

手足皲裂病名出自《诸病源候论》,其别名还有皲裂疮、裂口疮、干裂疮、手足破裂等。《外科秘录》载:"皲裂疮皆营工手艺之辈,赤手空拳,犯风弄水而成者也……皮破者痛犹轻;纹裂者痛尤甚。"本病是由各种原因所致的手足部皮肤干燥和皲裂,伴疼痛,严重者可影响日常工作和生活。本病既是一些皮肤病的伴随症状,也是一种独立的皮肤病。

【诊断】

本病好发于秋冬季节,皮损好发于手指屈侧、手掌、足跟、足跖外侧等角质层增厚或经常摩擦的部位,皮损特点为沿皮纹发展的长短、深浅不一、纵横交错的裂隙。皮损可从无任何感觉到轻度刺痛或中度触痛,乃至灼痛并伴有出血,主要取决于皲裂深度和范围。

本病慢性病程,常多年不愈,易反复发作。

【鉴别诊断】

（1）手足癣：是指皮肤癣菌侵犯指间、手掌、掌侧平滑皮肤或足趾间、足跖、足侧缘和足跟引起的浅部真菌感染性疾病。

（2）鱼鳞病：是一组以皮肤干燥并伴片状鱼鳞样固着性鳞屑为特征的角化异常性遗传性皮肤病,临床以皮肤干燥、粗糙、形如蛇皮或鱼鳞样固着性鳞屑为特征。

（3）掌跖角化症：是以在摩擦部位出现过度角化性斑块为特征的常染色体显性遗传病,具体发病机制还不清楚。

【治疗】

（1）辨证论治

1）血虚风燥证

证候：可见皮肤干燥,掌跖角化过度,增厚,皲裂,疼痛,出血。舌淡红,苔薄白,脉细缓涩。

治法：养血润燥。

方药：当归饮子加减。失眠多梦者加珍珠母、生牡蛎;皮损色深褐、色晦暗者加桃仁、红花。

2）风湿浸淫证

证候：可见皮肤干裂,并可见渗出、疼痛,可波及大面积足部、手部。舌淡红,苔黑润,脉细濡。

治法：祛风除湿。

方药：祛风除湿汤加减。大便溏薄者加炒山药、炒白术;舌苔白腻者加薏苡仁、苍术。

3）寒凝血瘀证

证候：可见皮肤干裂,疼痛,皮损暗紫色,肢端肿胀,遇冷加重。舌暗红,苔白浊,脉弦紧。

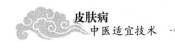

治法：温经散寒。

方药：当归四逆汤加减。形寒、畏冷者加肉桂、鹿角片；妇人两乳胀痛者加青皮、橘核。

（2）外治

1）皲裂汤：红花、金银花、地骨皮、苍术、桃仁、牡丹皮、苦参、白术、芦荟适量，煎水浸泡手足。

2）紫归治裂膏：活血、生肌止痛。用于手足皲裂。贴患处，2~3 天换药一次。

（3）西医治疗：以滋润皮肤、软化角质、减少疼痛为主要治疗原则。可外用 10%~20% 尿素软膏、5%~10% 水杨酸软膏或 0.1% 维 A 酸乳膏；角质较厚者，可用热水浸泡，然后用刀片将角层削薄，外搽上述外用药，可用紫归治裂膏贴在裂口处使之愈合。

【中医适宜技术】

穴位注射法

用物准备：75% 医用酒精棉球、无菌干棉球、一次性 2 mL 注射器、维生素 B_{12} 0.1 mg、0.25% 盐酸普鲁卡因 2 mL。

取穴：A 组，足三里、血海。B 组，曲池、合谷。

用曲安奈德注射液 2 mL、维生素 B_{12} 注射液 0.5 mL、利多卡因注射液 1.5 mL 混悬液注入穴位中，每穴 1 mL，穴位交替注射。每周 1 次，4 周为 1 个疗程。

操作方法：首先抽取曲安奈德注射液 2 mL、维生素 B_{12} 注射液 0.5 mL、利多卡因注射液 1.5 mL，将其混匀待用。使患者取坐位，取 A 组中的一个穴位和 B 组中的两个穴位，局部消毒后，左手固定施术部位，右手持注射器对准穴位，快速刺入皮下，然后将针缓慢推进，达一定深度后产生得气感应，回抽无回血，便可将药液缓慢注入（上、下肢建议各注射入 1 mL 药液）。如所用药液较多时，可由深至浅，边推药液边退针，或将注射针向几个方向注射药液。一般每次取单侧两个穴位，第 2 次注射时取对侧两个穴位。每周 2 次，4 周为 1 个疗程。

禁忌证：无明显禁忌证。

【预防与调护】

（1）预防为主,治疗原发病如手足癣、湿疹等。

（2）保持手足清洁,冬季温热水浸泡手足,随后外涂润性油脂。

（3）勿用碱性强的肥皂,以中性肥皂为好,避免接触脱脂性有机溶媒,一旦接触应立即清洗并涂润肤霜。

（4）因职业因素而引起的皲裂,应加强防护措施,避免手足受到有害的物理性、化学性刺激。

褥　疮

褥疮,又称压疮,多因身体局部长期受压,血液循环不畅,皮肤及皮下组织营养缺乏引起的组织坏死、溃疡。中医学称之为"席疮"。《外科启玄》云:"席疮乃久病着床之人挨擦磨破而成"。其特点为受压皮肤初起苍白,继而变为褐色红斑,轻微肿胀。若不加处理则局部紫暗水肿,皮肤坏死破溃,疮口经久不愈。

【诊断】

本病多见于长期卧床不起且体位固定者,如瘫痪、昏迷、骨折、大面积烧伤等患者。

本病好发于受压及易摩擦的骨突部位,如骶尾骨、坐骨结节、股骨粗隆、足外踝及足跟等。

初起受压皮肤苍白,后为褐色红斑片,微肿,境界清楚,进展迅速。红斑上可发生水疱,若不及时处理,短期内出现一破损面,迅速变黑溃腐,坏死部位边界明显,周围皮肤肿势平塌散漫,腐肉脱落,形成溃疡。溃疡深达肌肉、骨骼,经久不愈。患者自觉疼痛,亦有疼痛不显者。

【鉴别诊断】

（1）臀痈:臀部肌肉丰厚处发生的急性化脓性疾病。其位置深,范围大,起病急,无长期卧床史。

（2）环跳疽:髋关节急性化脓性疾病,多发于儿童,局部肿胀,剧烈疼痛,关节活动受限。

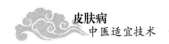
【治疗】

（1）辨证论治

1）气滞血瘀证

证候：受压皮肤出现褐色红斑，继而变为紫暗红肿，或已破损。舌紫暗，或舌边有瘀斑、瘀点，苔薄，脉弦。

治法：活血化瘀。

方药：血府逐瘀汤加减。

2）毒蕴腐溃证

证候：紫暗红肿部位溃烂，溢出恶臭脓液及腐肉；严重者可烂及筋骨，周围漫肿；伴发热，口干口苦，精神萎靡，纳差。舌红，苔少，脉细数。

治法：清热利湿解毒，益气养阴。

方药：五味消毒饮、萆薢渗湿汤合生脉散加减。

3）气血两虚证

证候：溃疡面腐肉难脱，或腐肉虽脱，肉色不鲜，愈合缓慢；伴面色少华，神疲乏力，纳呆食少。舌淡，苔少，脉沉细无力。

治法：补益气血，托毒生肌。

方药：八珍汤合托里消毒散加减。

（2）外治

初起：红斑未溃者，可予红花酒局部揉按后扑上滑石粉，促进气血流通。

溃腐期：浅表溃腐可予红油膏掺九一丹外敷。若渗液较多，予清热解毒药局部湿敷后再用红油膏掺九一丹外敷。若有坏死积下脓者，应行扩创引流术。

收口期：生肌玉红膏掺生肌散外敷。

（3）西医治疗：局部治疗为主，初期热敷或50%乙醇涂擦；也可薄涂一层2%碘酊无须脱碘，每日1~2次。若局部皮肤红肿甚至出现水疱时，缩短间隔时间，每2~4 h一次，并在碘酊挥发后涂以甘油或液状石蜡，防止皮肤干燥，减少鳞屑脱落。若继发细菌感染，选用敏感抗生素针对性治疗。

【中医适宜技术】

（1）火针法

用物准备：5%碘伏、0.9%NaCl溶液、2%~10%普鲁卡因、0.2%的盐酸肾上腺素、医用酒精灯、打火机、弯盘、镊子、无菌干棉球或无菌纱布、22 号不锈钢针。

操作方法：0.9%NaCl溶液冲洗疮面后，用镊子和无菌棉球清除分泌物及腐烂组织，暴露疮面。用布包裹 22 号不锈钢针的针柄，不导热为宜。施术前 5%碘伏消毒患部及其周围，2%~10%普鲁卡因混入 0.2%盐酸肾上腺素后浸润麻醉。2 min 后将针在酒精灯上烧红，左手固定患部，右手持针。迅速焠刺疮面，速进速出，不留针，深度至褥疮基底部，疮边缘及疮周呈环形直刺，间距在 0.5 cm 或 1.0 cm 之间，针孔要均匀，针刺数量多少根据疮面大小定。每周 1 次。

适应证：表皮或真皮溃疡未见皮下脂肪者，以及溃疡深及皮下脂肪未见肌肉者。

禁忌证：褥疮较深、开口小，形如烧瓶口者，不宜用此法。

（2）艾灸法

用物准备：碘伏、0.9%NaCl溶液、3%过氧化氢、艾条、无菌纱条及纱布、打火机、医用胶带。

操作方法：碘伏棉球消毒疮面及周围皮肤后，3%过氧化氢冲洗疮口，去除腐肉后用生理盐水冲洗。取艾条，点燃，直接熏灸病变局部，熏灸距离以患者感觉舒适、有温热感为度。从溃疡外周开始缓慢回旋熏灸，使熏灸面积逐渐缩小，每次 30 min。灸后外敷无菌纱条，覆盖无菌纱布，胶布固定。若窦道或脓腔形成者，无菌纱条纳入疮口，置引流条。每日换药熏灸 1 次，分泌物减少后改为隔日 1 次。

适应证：褥疮患者。

禁忌证：实证、热证、阴虚发热，以及面部、大血管和黏膜附近，妊娠期妇女的胸腹部和腰骶部，均不宜施灸。

【预防与调护】

（1）长期卧床、体质衰弱、昏迷的患者，定时翻身，每 1~2 h 变换一次体位，避免受压。

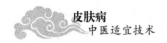

（2）受压部位使用气垫、气圈、气垫褥或泡沫橡皮、枕头,缓解对褥疮溃疡的压迫,并经常按摩受压部位,促进局部血液循环。

（3）保持受压部位皮肤清洁干燥。患者大小便失禁、出汗、呕吐后及时更换衣物、被单。

五、季节性皮肤病

冻 疮

冻疮属于中医学"冻疮"或"冻烂疮"的范畴,是一种与寒冷相关的末梢部位局限性、淤血性、炎症性皮肤病。

【诊断】

本病好发于初冬、早春季节,寒冷潮湿环境。各年龄组均可发生,但多见于儿童、妇女和末梢血液循环不良者。皮损好发于四肢末端、面部和耳郭等暴露部位。皮损特点为局限性水肿性紫红斑块或结节,边界清楚,触之局部温度变低,按之退色,压力去除后红色逐渐恢复。如受冻时间长,可出现水疱、糜烂、溃疡,愈后留有色素沉着、色素脱失和萎缩性瘢痕;亦有冻疮皮损可表现为多形红斑样皮损,呈典型虹膜样外观。自觉瘙痒,受热后加重。本病病程慢性,气候转暖可自愈。

【鉴别诊断】

(1)类丹毒:多发生于接触鱼类和猪肉的手部,手指和手背出现局限性深红色或青紫色斑,肿胀明显,阵发性疼痛和瘙痒,有游走性,很少超越腕部。一般2周内自愈,不会溃烂。

(2)多形性红斑:多发于春、秋两季,以手、足、面部、颈旁多见,皮损为风团样丘疹或红斑,颜色鲜红或紫暗,典型者中心部常发生重叠水疱,形成特殊的虹膜状。常伴有发热、关节疼痛等症状。

(3)结节性红斑:好发于小腿伸侧,炎症明显,疼痛剧烈,不形成水疱及溃疡,与寒冷季节无关。

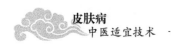

（4）肢端青紫症：多见于成年妇女，两小腿青紫，皮肤冷觉，微肿，远端着色重，不破溃，自觉症状缺如，终年症状不消，与季节无关。

【治疗】

（1）辨证论治

1）寒凝血瘀证

证候：局部麻木冷痛，肤色青紫或暗红，肿胀结块，或有水疱，发痒，手足清冷。舌淡，苔白，脉沉或沉细。

治法：温经散寒，养血通络。

方药：当归四逆汤加减。痛重加乳香、没药；坏死黑痂时加桃仁、皂刺、紫花地丁。

2）寒盛阳衰证

证候：时时寒战，四肢厥冷，感觉麻木，幻觉幻视，意识模糊，蜷卧嗜睡，呼吸微弱，甚则神志不清。舌淡紫，苔白，脉微欲绝。

治法：回阳救脱，散寒通脉。

方药：四逆加人参汤或参附汤加味。

3）寒凝化热证

证候：冻伤后局部坏死，疮面溃烂流脓，四周红肿色暗，疼痛加重，伴发热口干。舌红，苔黄，脉数。

治法：清热解毒，活血止痛。

方药：四妙勇安汤加味。热盛者加蒲公英、紫花地丁；气虚者加黄芪；疼痛甚者加延胡索、乳香、没药。

4）气虚血瘀证

证候：神疲体倦，气短懒言，面色少华，创面不敛，疮周暗红漫肿，麻木。舌淡，苔白，脉细弱或虚大无力。

治法：益气养血，祛瘀通脉。

方药：人参养荣汤加减。痛甚加乳香、没药；溃烂加紫花地丁、蒲公英。

（2）外治：根据皮损性质选择外用药，皮损未破溃者用10%胡椒酒精浸液、红灵酒或生姜辣椒酊、冻疮膏或阳和解凝膏外涂；皮损破溃者应在局部消毒后，用无菌注射器抽出疱液，或用无菌剪刀在水疱低位剪小口放出疱液，外涂冻疮膏、生肌白玉膏或红油膏等;也可将红油膏掺八二丹外敷;腐脱新生时,用红油膏掺生肌散外敷。

（3）西医治疗

1）系统治疗:可口服烟酸、硝苯地平、芦丁等扩血管药物;盐酸山莨菪碱、己酮可可碱片、维生素 C 片、维生素 E 胶丸也有一定疗效。

氟桂利嗪片:每晚口服 5 mg,20 天为 1 个疗程。

2）局部治疗:以消炎、消肿、促进循环为原则。皮损未破损者可外用复方肝素软膏、多磺酸黏多糖软膏、辣椒酊、维生素 E 软膏等。已破溃者可使用 5%硼酸软膏、1%红霉素软膏等。

3）物理治疗:可选用红紫外线、氦氖激光、半导体激光等照射或做激光穴位照射。

【中医适宜技术】

（1）梅花针法

用物准备:75%医用酒精棉球、无菌干棉球或无菌纱布、一次性医用梅花针。

操作方法:用 75%医用酒精消毒穴位后(主穴选大椎;局部配穴,肾阳不足取足三里、脾俞;寒阻经络取肝俞、少海;手部选用太溪、阳池、合谷、外关等穴;足部选用解溪、公孙、通谷等穴),以左手固定该区域,右手拇指、食指捏住针柄,利用腕部发力,用梅花针反复叩刺至微微出血。治疗结束后,用无菌干棉球或无菌纱布轻轻擦拭出血点,操作完毕。每周 3 次,4 次为 1个疗程。

适应证:皮损肥厚者。

禁忌证:面部靠近眼部区域者慎用;对于糖尿病溃疡患者、下肢静脉曲张患者、皮损破溃合并感染者、妊娠期妇女、血小板减少者等应慎用以上疗法。

（2）艾灸法

用物准备:75%医用酒精棉球、普通艾条、灭艾器。

操作方法:令患者取舒适体位并将中脘穴处充分暴露后,术者一手拇、食、中三指如持笔写字状拿灸用纯艾条,使艾条与穴位局部皮肤成 45°,将艾条

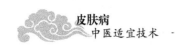

点燃端对准穴位处（点燃端的艾头与穴位处皮肤的距离约 1 寸），以患者自觉穴位局部温热向腹内传导、视之泛红但不致烫伤皮肤为度，温和灸 15～20 min。术毕再在冻疮局部先轻揉按数分钟，如前灸法于冻疮处施术至局部温热、视之泛红但不致烫伤皮肤为度，一般为 15～20 min。每日 1 次，15 次为 1 个疗程。

适应证：证属寒凝者。

禁忌证：对于糖尿病溃疡患者、下肢静脉曲张患者、皮损破溃合并感染者、妊娠期妇女、有过敏体质者等应慎用以上疗法。

（3）火针法

用物准备：75% 医用酒精棉球、医用酒精灯、打火机、无菌干棉球或无菌纱布、一次性医用针灸针（建议选用直径 0.25 mm 或 0.30 mm 的 1.5 寸针灸针）。

操作方法：患者仰卧位，中脘、关元处皮肤常规消毒，将火针尖部在酒精灯上烧红，分别快速刺入中脘穴（深 0.8～1 寸）、关元穴（深 0.2～0.5 寸），快速出针后，用消毒敷料包扎，2 日内禁止洗浴，以免感染。针刺前应嘱患者排净小便。治疗期间患者应注意防寒保暖。每周 1 次，病情严重者可 3 天 1 次。3 次后观察疗效。

适应证：皮损肥厚者。

禁忌证：对于糖尿病溃疡患者、下肢静脉曲张患者、皮损破溃合并感染者、妊娠期妇女、血小板减少者等应慎用以上疗法。

【预防与调护】

（1）本病一般重在预防，应注意保暖，保持干燥；坚持体育锻炼，促进血液循环，提高机体对寒冷的耐受性。

（2）在寒冷环境下生活及工作的人员要注意局部和全身干燥及保暖，尤其是对手足、耳鼻等暴露及末梢部位加强保护，可涂防冻霜剂，手套、鞋袜不宜过紧。

（3）受冻部位不宜立即火烤和热水烫洗，防止溃烂生疮。冻疮未溃发痒时切忌用力搔抓，防止皮肤破伤感染。

（4）加强营养，豆类、肉类及蛋类等食品有利于提高耐寒能力。积极治疗贫血等慢性消耗性疾病。

✎ 痱　子 ✎

痱子,又称"汗疹",多因高温潮湿环境,汗出过多不易蒸发,致汗孔堵塞,汗管破裂,汗液外溢引起的粟粒样疹皮肤病。因疹出如水沸状,又名"痹子"。《诸病源候论·夏日沸烂诸侯》曰:"其状如汤之沸者,轻者,匝如粟粒;重者,热汗浸渍成疮,因以为名,世呼为沸子。"其特点为皮肤出现针尖至针头大小密集丘疹或疱疹,自觉瘙痒、刺痛。常因搔抓引起毛囊炎、黄水疮和疖病。

【诊断】

本病多见于婴幼儿、儿童、产妇、肥胖者、体质虚弱者及室外体力劳动者。起病急骤,夏季多发,天气凉爽好转。

本病好发于头、面、皮肤躯干褶皱处(如头皮、手背、肘部、腋窝、颈部、乳房、腰部、腹股沟等皮肤褶皱部位),常密集分布。

初起皮肤发红,继而出现针尖或针头大小丘疹、丘疱疹或水疱,周围轻度红晕。自觉瘙痒、灼热、刺痛。皮疹排列密集,无融合倾向。消退时伴轻微脱屑。

临床可分以下几类:

(1)白痱:即白色粟粒疹,多发于颈及躯干部。表现为针尖至针头大小的浅表性小水疱,壁薄清亮,无炎性红晕,易擦破。疱液干涸后有细小鳞屑。常见于高热并大量出汗、长期卧床、过度衰弱者。病情具有自限性,常无自觉症状。

(2)红痱:即红色粟粒疹,多发于肘窝、腘窝、胸背、乳房、臀部及小儿头面部。急性起病,夏季常见。表现为针头大小的密集丘疹或丘疱疹成批出现,对称分布,伴轻度红晕,自觉轻度瘙痒灼痛。皮疹消退后有轻度脱屑。

(3)脓痱:即脓疱性粟粒疹,多见于四肢屈侧、会阴等褶皱部位及小儿头部。表现为丘疹顶端针头大小浅表性小脓疱,脓疱内部为无菌性或非致病性球菌。

(4)深痱:即深部粟粒疹,多发于颈部、躯干及四肢,常见于严重且反复发

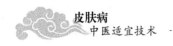
作的红痱患者。表现为密集的与汗孔一致的非炎症性皮肤色水疱,无光泽,刺破后溢出透明浆液。

【鉴别诊断】

(1)夏季皮炎:发病有明显季节性。皮损为大片红斑伴丘疹、丘疱疹,剧烈瘙痒。

(2)急性湿疹:无明显季节性,可发生于体表任何部位。皮损为对称性、多形性,红斑、丘疹、丘疱疹、水疱同时发生,伴点状糜烂、流滋等。

【治疗】

(1)辨证论治

1)湿盛证(白痱)

证候:皮肤色白,小水疱明亮,针头大小,无红晕,散在或密集,无明显自觉症状。舌红或正常,苔腻,脉濡。

若症状轻微,无须内治,重者亦无须内服成方煎剂,以单味验方即可。

2)热盛证(红痱)

证候:可见一致性针尖大丘疹水疱,周围红晕,伴刺痒或继发暑疖时红热痒痛。舌红,苔黄或腻,脉数。

治法:清热解暑化湿。

方药:清暑汤加减。伴暑疖疼痛加重加黄芩、紫花地丁;亦可服连翘败毒丸。

3)热毒证(脓痱或深痱)

证候:可见红色丘疹、水疱或脓疱,伴身热口渴、头痛目眩等。舌红,苔黄或腻,脉数。

治法:清热解毒,解暑利湿。

方药:五味消毒饮合清暑益气汤加减。口渴加石斛;身热加生石膏;嗜睡乏力伴眩晕加西洋参。

(2)外治

1)消痱散(冰片、薄荷、滑石)外扑,可用于任何证型。

2)丝瓜叶200 g或鲜马齿苋100 g,加水适量,煎水温洗,每日2次。

3)金银花30 g,野菊花30 g,鲜紫花地丁适量,煎水外洗,每日2次。

（3）西医治疗：局部可用清凉粉剂或清凉止痒洗剂如痱子粉外扑、1%薄荷炉甘石洗剂、1%薄荷酊等。脓痱可外用2%鱼石脂炉甘石洗剂。一般无须系统治疗。

【中医适宜技术】

毫针法

用物准备：治疗盘、一次性医用毫针、75%医用酒精棉球、无菌干棉球、镊子、弯盘，必要时备毛毯和屏风等。

取穴：曲池、合谷、血海、大椎，用泻法，留针20 min，每日1次。

操作方法：选定腧穴后，以75%医用酒精棉球消毒局部皮损表面，按腧穴深浅和患者胖瘦，选取合适的毫针，同时检查针柄是否松动，针身和针尖是否弯曲或带钩，术者消毒手指。根据针刺部位，选择相应进针方法，正确进针。当刺入一定深度时，患者局部产生酸、麻、胀、重等感觉或向远处传导，即为"得气"。得气后调节针感，留针20 min。在针刺及留针过程中，密切观察有无晕针、滞针等情况。如出现意外，紧急处理。20 min后以左手拇（食）指端按压在针孔周围皮肤处，右手持针柄慢慢捻动将针尖退至皮下，迅速拔出，随即用无菌干棉球轻压针孔片刻，防止出血。最后检查针数，以防遗漏。

适应证：痱子热盛者。

禁忌证：小儿囟门未合时，头顶部腧穴不宜针刺；皮肤感染、溃疡、瘢痕或肿瘤处，不宜针刺；怀孕期妇女不宜行此针刺。

【预防与调护】

（1）炎热季节注意加强室内通风散热降温措施。

（2）衣服宜宽大吸汗，潮湿衣物及时更换。

（3）保持皮肤清洁，避免用手搔抓，防止继发感染。

六、肥厚性皮肤病

 皮肤淀粉样变

皮肤淀粉样变是指组织或器官中沉积有淀粉蛋白,从而导致组织和器官呈现不同程度的形态改变和功能障碍的一种慢性皮肤疾病。本病好发青年男性,大部分表现为瘙痒剧烈,疣状丘疹或结节性斑片,病程慢性,病因不明,难以治愈。本病属于中医学"顽癣"的范畴。如《外科正宗》记载:"顽癣,乃风、热、湿、虫四者为患。发之大小圆斜不一,有干湿新久之殊。"

【诊断】

本病根据临床表现可分为苔藓样淀粉样变和斑点状淀粉样变。

(1)苔藓样淀粉样变:成年男性多见,皮损多对称分布在两小腿前侧,其次在肩外侧、腰、背和大腿。皮损密集而不融合,为坚硬、半球形、棕色、褐色或者肤色丘疹。初起为针尖大小,表面少许鳞屑,后出现角化过度及色素沉着。自觉瘙痒,搔抓后皮损处皮纹加重加深,丘疹融合成片。

(2)斑点状淀粉样变:好发中年以上女性,皮损多对称分布在肩胛间区,也可累及躯干和四肢。皮损为褐色、灰色或蓝色色素沉着,由点状色斑融合而成,呈网状或波纹状,一般无自觉症状或轻度瘙痒。

上述两种皮损可同时存在或相互转化。两型并存时称为混合型或双相型皮肤淀粉样变。病程较长,不易治愈。

【鉴别诊断】

(1)慢性湿疹:慢性湿疹多由急性湿疹转变而来,皮损也可苔藓化,但仍有丘疹、小水疱、点状糜烂、流滋等,病变多在四肢屈侧。

（2）扁平苔藓：损害多为暗红、淡紫或皮肤色多角扁平丘疹,有蜡样光泽、网状纹,可累及黏膜及指（趾）甲,组织病理切片有诊断价值。

（3）神经性皮炎：大部分好发于颈部、四肢伸侧易摩擦部位,皮损多圆形或者三角形的扁平丘疹或斑块,常融合成片,表面发光亮滑,日久可发生苔藓样变。自觉瘙痒。

【治疗】

（1）辨证论治

1）风湿结聚证

证候：小腿伸侧皮疹肥厚粗糙,干燥,密集成片而不融合,可见抓痕,少量渗液及结痂,自觉瘙痒或麻木。舌淡红,苔薄白,脉濡数。

治法：祛风利湿,活血软坚。

方药：四物汤合四妙丸加减。

2）阴血亏虚证

证候：皮疹呈泛发倾向,瘙痒难忍,久病不愈。舌淡红,少苔或无苔,脉细数。

治法：养血润肤,滋阴止痒。

方药：大补阴丸合当归补血汤加减。

（2）外治

1）皮疹初期,瘙痒剧烈,选用苍肤水剂（《张志礼皮肤病医案选萃》）熏洗;或用苦参酒涂擦,每日2次。

2）皮疹肥厚坚硬,选用疯油膏（《中医外科学讲义》）外涂,加热烘疗法,每日2次。

（3）西医治疗：局部可选用糖皮质激素乳膏封包或者局部注射治疗,可选用抗组胺类药物、钙剂等对症止痒。

【中医适宜技术】

（1）毫针法

取穴：膈俞、血海、曲池、手三里、足三里、三阴交。

用物准备：75%医用酒精棉球、无菌干棉球或无菌纱布、28~30号毫针。

操作方法：使用75%医用酒精消毒局部肥厚苔藓化皮损表面后,针刺上

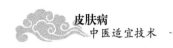

述穴位,每日 1 次,每次留针 30 min,留针期间,行针 2~3 次。

适应证:适合皮损面积较大者,病程较长的患者。

禁忌证:皮损破溃合并感染者、妊娠期妇女、血小板减少者、晕针者等应慎用以上疗法。

(2) 刺络放血法

取穴:大椎、膈俞、皮损部位。

用物准备:75%医用酒精棉球、无菌干棉球或无菌纱布、一次性医用梅花针、火罐。

操作方法:用 75%医用酒精消毒局部肥厚苔藓化皮损后,以左手固定该区域,右手拇指、食指捏住针柄,利用腕部发力,用梅花针反复叩刺至微微出血。然后用闪火拔罐,留拔 5~7 min 起下,每次 2~3 处,隔日 1 次。治疗结束后,用无菌干棉球或无菌纱布轻轻擦拭出血点,操作完毕。

适应证:适合皮损面积较大,皮损较厚的患者。

禁忌证:面部靠近眼部区域者慎用;对于糖尿病溃疡患者、下肢静脉曲张患者、皮损破溃合并感染者、妊娠期妇女、血小板减少者等应慎用以上疗法。

(3) 穴位注射法

取穴:足三里、三阴交。

用物准备:75%医用酒精棉球、无菌干棉球、一次性 2 mL 注射器、当归或丹参注射液。

操作方法:首先抽取当归或丹参注射液 2 mL,局部消毒后,左手固定施术部位,右手持注射器对准穴位,快速刺入皮下,然后将针缓慢推进达一定深度后产生得气感,回抽无回血,便可将药液缓慢注入。隔日 1 次,7 次为 1 个疗程。

适应证:皮肤淀粉样变瘙痒剧烈者。

禁忌证:无明显禁忌证。

【预防与调护】

(1) 避免热水烫洗。

(2) 禁饮酒,禁食辛辣刺激食物。

(3) 尽可能避免搔抓和摩擦皮肤。

神经性皮炎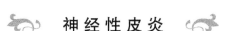

神经性皮炎是一种皮肤状如牛领之皮,厚而且坚的慢性瘙痒性皮肤病。皮损多是圆形或多角形的扁平丘疹融合成片,剧烈瘙痒,搔抓后皮损肥厚,皮沟加深,皮嵴隆起,极易形成苔藓化。本病相当于中医学的"牛皮癣",在中医古代文献中,因其好发于颈项部,又称摄领疮;因其病缠绵顽固,亦称顽癣。明代《外科正宗》说:"牛皮癣如牛项之皮,顽硬且坚,抓之如朽木。"

【诊断】

本病多见于青、壮年,呈慢性经过,时轻时重,多在夏季加剧,冬季缓解。发病部位大多数见于颈项部、额部,其次为尾骶、肘窝、腘窝,亦可见腰背、两髋、外阴、肛周、腹股沟及四肢等处。本病常呈对称性分布,亦可沿皮肤皱褶或皮神经分布呈线状排列。

皮损初起有聚集倾向的扁平丘疹,干燥而结实,皮色正常或淡褐色,表面光泽。久之融合成片,逐渐扩大,皮肤增厚干燥成席纹状,稍有脱屑。长期搔抓,皮肤浸润肥厚,嵴沟明显,呈苔藓化。自觉阵发性奇痒,入夜尤甚;搔之不知痛楚。情绪波动时,瘙痒随之加剧。

局限型皮损仅见于颈项、腰骶、双肘伸侧等局部,为少数境界清楚的苔藓样肥厚斑片。

泛发型分布较广泛,以肘窝、腘窝、四肢、面部及躯干为多,甚至泛发全身各处,皮损同局限型。

本病慢性病程,常多年不愈,易反复发作。

【鉴别诊断】

(1)慢性湿疹:慢性湿疹多由急性湿疹转变而来,皮损也可苔藓化,但仍有丘疹、小水疱、点状糜烂、流滋等,病变多在四肢屈侧。

(2)扁平苔藓:损害多为暗红、淡紫或皮肤色多角扁平丘疹,有蜡样光泽、网状纹,可累及黏膜及指(趾)甲,组织病理切片有诊断价值。

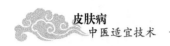

（3）银屑病：发生于小腿伸侧的银屑病，与神经性皮炎相类似，但银屑病皮损基底呈淡红色，上覆银白色鳞屑，剥去后有薄膜现象和点状出血点。

【治疗】

（1）辨证论治

1）肝经化火证

证候：皮疹色红，心烦易怒，失眠多梦，眩晕，心悸，口苦咽干。舌边尖红，脉弦数。

治法：疏肝理气，清肝泻火。

方药：龙胆泻肝汤加减。心烦失眠者加钩藤、珍珠母；瘙痒剧烈者加刺蒺藜、白鲜皮。

2）风湿蕴肤证

证候：皮损呈淡褐色片状，粗糙肥厚，剧痒时作，夜间尤甚。舌淡红，苔薄白或白腻，脉濡缓。

治法：祛风利湿，清热止痒。

方药：消风散加减。病久不愈者加丹参、三棱、莪术；剧痒难忍者加全蝎、蜈蚣。

3）血虚风燥证

证候：皮损色淡或灰白，抓如枯木，肥厚粗糙似牛皮；心悸怔忡，失眠健忘，女子月经不调。舌淡，苔薄，脉沉细。

治法：养血润燥，息风止痒。

方药：当归饮子加减。失眠健忘者加夜交藤、女贞子、石菖蒲；月经不调者加女贞子、旱莲草、泽兰；肥厚粗糙者加桃仁、红花、丹参。

（2）外治

1）肝经化火、风湿蕴肤，用三黄洗剂外搽，每日 3~4 次。

2）血虚风燥证外用油膏加热烘疗法，局部涂油膏后，热烘 10~20 min，烘后可将所涂药膏擦去，每日 1 次，4 周为 1 个疗程。

（3）西医治疗：局部可选用糖皮质激素软膏、霜剂外用。并可选用抗组胺类药物、钙剂等对症止痒，辅以 B 族维生素内服；瘙痒严重者可选用镇静剂；皮疹泛发者可予普鲁卡因注射液静脉封闭或联合使用雷公藤类药物。

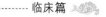

【中医适宜技术】

（1）滚针法

用物准备：75%医用酒精棉球、无菌干棉球或无菌纱布、一次性医用滚针（面部皮损建议选用微针长度为0.25~0.5 mm规格的滚针，四肢、躯干建议选用微针长度为1.5~2 mm规格的滚针）。

操作方法：使用75%医用酒精消毒局部肥厚苔藓化皮损表面后，用滚针在皮损表面做水平、垂直的交叉滚动，用力要缓慢均匀，力度控制在受试者能耐受的范围程度，以皮损表面潮红、少量渗血为度。治疗结束后，用无菌干棉球或无菌纱布轻轻擦拭出血点，操作完毕。每周1次，4次为1个疗程。

适应证：神经性皮炎皮损肥厚苔藓化者，尤其适合面部皮损患者及皮损面积较大者。

禁忌证：对于糖尿病溃疡患者、下肢静脉曲张患者、皮损破溃合并感染者、妊娠期妇女、血小板减少者等应慎用以上疗法。

（2）梅花针法

用物准备：75%医用酒精棉球、无菌干棉球或无菌纱布、一次性医用梅花针。

操作方法：用75%医用酒精消毒局部肥厚苔藓化皮损后，以左手固定该区域，右手拇指、食指捏住针柄，利用腕部发力，用梅花针反复叩刺至微微出血。治疗结束后，用无菌干棉球或无菌纱布轻轻擦拭出血点，操作完毕。每周1次，4次为1个疗程。

适应证：神经性皮炎皮损肥厚苔藓化者。

禁忌证：面部靠近眼部区域者慎用；对于糖尿病溃疡患者、下肢静脉曲张患者、皮损破溃合并感染者、妊娠期妇女、血小板减少者等应慎用以上疗法。

（3）刺络放血法

用物准备：75%医用酒精棉球、无菌干棉球或无菌纱布、一次性医用梅花针或三棱针、医用玻璃罐或竹罐。

操作方法：用75%医用酒精消毒肥厚苔藓化皮损后，以左手固定该区域，右手拇指、食指捏住针柄，利用腕部发力，用梅花针反复叩刺至微微出血；或用三棱针浅刺皮损至微微出血，随后迅速于叩刺处拔罐，拔罐3 min后取下，用无菌纱布迅速擦拭祛除血，操作完毕。每周1次，4次为1个疗程。

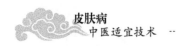

适应证：神经性皮炎皮损肥厚苔藓化者,尤适合皮损位于肌肉丰厚的部位。

禁忌证：对于糖尿病溃疡患者、下肢静脉曲张患者、皮损破溃合并感染者、妊娠期妇女、血小板减少者等应慎用以上疗法。

（4）火针法

用物准备：75%医用酒精棉球、医用酒精灯、打火机、无菌干棉球或无菌纱布、一次性医用针灸针(建议选用直径 0.25 mm 或 0.30 mm 的 1.5 寸针灸针)。

操作方法：先用 75%医用酒精消毒局部皮损表面后,以左手夹持被刺穴区,右手拇指、食指捏住 3~5 根一次性针灸针针柄,中指指腹紧靠针身中端,针尖 0.1~0.2 cm 于酒精灯处烧至发红,随即迅速刺入皮损处,并迅速出针。如此反复治疗皮损区域,依皮损大小可点刺数针或数十针。每周 1 次,4 次为 1 个疗程。

适应证：神经性皮炎皮损肥厚苔藓化者。

禁忌证：对于糖尿病溃疡患者、下肢静脉曲张患者、皮损破溃合并感染者、妊娠期妇女、血小板减少患者等应慎用以上疗法。

（5）穴位注射法

用物准备：75%医用酒精棉球、无菌干棉球、一次性 2 mL 注射器、维生素 B_{12} 0.1 mg、0.25%盐酸普鲁卡因 2 mL。

取穴：A 组,足三里、血海。B 组,曲池。

注射用维生素 B_{12} 0.1 mg、0.25%盐酸普鲁卡因 2 mL,取针刺穴位进行注射,每周 2 次,4 周为 1 个疗程。

操作方法：首先抽取维生素 B_{12} 和盐酸普鲁卡因,将其混匀待用。使患者取坐位,取 A 组中的一个穴位和 B 组中的一个穴位,局部消毒后,左手固定施术部位,右手持注射器对准穴位,快速刺入皮下,然后将针缓慢推进达一定深度后产生得气感,回抽无回血,便可将药液缓慢注入(下肢建议注射 0.5~1 mL 药液,上肢建议注射 0.5 mL 药液)。如所用药液较多时,可由深至浅,边推药液边退针,或将注射针向几个方向注射药液。一般每次取单侧两个穴位,第二次注射时取对侧两个穴位。每周 2 次,4 周为 1 个疗程。

适应证：神经性皮炎瘙痒剧烈者。

禁忌证：无明显禁忌证。

【预防与调护】

（1）避免精神刺激，保持情绪稳定。

（2）少食辛辣食物，戒烟酒。

（3）禁用手搔抓及热水烫洗，避免硬质衣物摩擦皮肤。

结 节 性 痒 疹

结节性痒疹是指以皮损坚硬，结节增生粗糙，其色紫暗，伴有剧痒为临床表现的皮肤病。其特点为皮疹呈半球形隆起，色红或灰褐，散在孤立，触之坚实，剧痒时作。本病相当于中医学的"顽湿结聚"。在中医古代文献中，因其形态及剧烈瘙痒，又称马疥。《诸病源候论》疥候记载："马疥者，皮肉隐嶙起作根，搔之不知痛。"

【诊断】

本病多见于成年妇女。皮损好发于四肢伸侧，尤以小腿胫前为多见，其次为手足背部，亦可见于背、腰围及臀部。

初期为水肿性淡红色或红色丘疹，逐渐形成黄豆至蚕豆大小半球状坚实结节，表面粗糙、角化明显，部分呈疣状增生，触之有坚实感，常伴剥脱、结痂及苔藓样改变。皮疹孤立散在，一般不相互融合。自觉剧痒，呈阵发性，以夜间及精神紧张时为甚。

病程慢性，可迁延多年不愈。

【鉴别诊断】

（1）扁平苔藓：常呈紫色或紫红色，且周围或别处可见典型损害，损害为疣状增殖之肥厚性斑块，并有细薄鳞屑，斑块为圆形或卵圆形，但其周围有散在性扁平丘疹。

（2）皮肤淀粉样变：两者均可表现为胫前的结节性损害，但松皮癣好发于小腿、上臂及上背肩胛间，皮损呈咖啡色扁平丘疹，可沿皮纹呈念珠状排列，损害密集，必要时可做活检以区别。

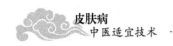
（3）丘疹性荨麻疹：丘疹性荨麻疹好发于儿童，病程较短，皮损主要为梭形风团，中央有丘疹、丘疱疹或水疱形成。

【治疗】

（1）辨证论治

1）湿热风毒证

证候：皮疹呈半球形隆起，色红或灰褐，散在孤立，触之坚实，剧痒时作。伴心烦口渴，小便黄，大便不调。舌红，苔黄腻，脉滑。

治法：清热除湿，祛风止痒。

方药：全虫方或乌蛇祛风汤加减。对顽固性皮损宜活血化瘀加红花、丹参。气虚加黄芪；也可选用四物消风散，除湿胃苓汤加减。

2）血瘀风燥证

证候：结节坚硬，表面粗糙，色紫红或紫褐，皮肤肥厚，干燥，阵发性瘙痒。舌紫暗，苔薄，脉涩。

治法：养血活血，祛风止痒。

方药：乌蛇荣皮汤加减。痒重者尚可加全蝎、乌梢蛇。

（2）外治

1）外用中药药膏：可选用清热除湿、祛风止痒类中药调成软膏、硬膏外擦或贴敷；外用蜈黛软膏、消炎癣湿药膏等，每日 2~3 次。

2）中药药浴：选取川椒、黄柏、蛇床子、百部、川芎、丹参、苍术、枯矾等中药水煎外洗患处，每日 1 次。

3）穴位贴敷：选止痒安神中药（石菖蒲、朱砂、茯神等）调成药膏贴敷于神阙穴，每日 1 次。

4）中药熏蒸：可选用全自动中药熏蒸治疗仪，选用祛风止痒类中药（当归、白芍、白鲜皮、五倍子、百部、地肤子、鹤虱等）煎液熏蒸，每次 20 min，每日 1 次。

（3）西医治疗：局部可选用 20% 水杨酸火棉胶、鱼石脂软膏、复方松馏油软膏，亦可用类固醇激素霜剂封包。并可选用钙剂、抗组胺剂、B 族维生素片及维生素 A 片等内服；病情严重者可短期口服类固醇激素。

【中医适宜技术】

（1）毫针法

用物准备：75%医用酒精、无菌干棉球、0.25 mm×40 mm毫针。

取穴：取阿是穴配合循经取穴。

辨证配穴：湿热风毒型取阴陵泉、地机、曲池、伏兔；血瘀风燥型取肩髃、曲池、外关、风市、血海。

操作方法：患者取卧位,结节所在部位以75%医用乙醇常规消毒后,采用0.25 mm×40 mm毫针,在结节边缘处取3~5个点向内围刺,针尖与皮肤呈30°刺入皮肤表层,捻转行针2 min,频率120次/min。结节分布部位所属经脉的合穴,以常规提插捻转补法刺激为主,行针2 min。辨证配穴采用常规针刺,所有手法操作以患者的舒适及耐受度,留针30 min。每周治疗2次,隔两三天治疗1次,共治疗12周。

适应证：结节性痒疹各证。

禁忌证：无明显禁忌证。

（2）刺络放血法

用物准备：75%医用酒精棉球、无菌干棉球或无菌纱布、一次性医用梅花针或三棱针、医用玻璃罐或竹罐。

操作方法：用75%医用酒精消毒结节性皮损后,以左手固定该区域,右手拇指、食指捏住针柄,利用腕部发力,用梅花针反复叩刺至微微出血；或用三棱针浅刺皮损至微微出血,随后迅速于叩刺处拔罐,拔罐3 min后取下,用无菌纱布迅速擦拭祛除血,操作完毕。每周1次,4次为1个疗程。

适应证：结节性痒疹皮损较大或肥厚成片者,尤适合皮损位于肌肉丰厚的部位。

禁忌证：对于糖尿病溃疡患者、下肢静脉曲张患者、皮损破溃合并感染者、妊娠期妇女、血小板减少者等应慎用以上疗法。

（3）火针法

用物准备：75%医用酒精棉球、医用酒精灯、打火机、无菌干棉球或无菌纱布、一次性医用针灸针（建议选用直径0.25 mm或0.30 mm的1.5寸针灸针）。

操作方法：先用75%医用酒精消毒局部皮损表面后,以左手夹持被刺穴区,右手拇指、食指捏住3~5根一次性针灸针针柄,中指指腹紧靠针身中端,针尖

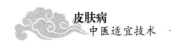
0.1~0.2 cm 于酒精灯处烧至发红,随即迅速刺入皮损处,并迅速出针。如此反复治疗皮损区域,依皮损大小可点刺数针或数十针。每周 1 次,4 次为 1 个疗程。

适应证:结节性痒疹结节增生粗糙者。

禁忌证:对于糖尿病溃疡患者、下肢静脉曲张患者、皮损破溃合并感染者、妊娠期妇女、血小板减少者等应慎用以上疗法。

(4)耳穴埋豆法

用物准备:医用酒精、王不留行、胶布。

操作方法:取相应部位、耳尖、神门、肾上腺、三焦等耳穴的敏感点。常规消毒后将粘有王不留行的胶布对准耳穴贴敷,并用手压迫刺激,以感到酸、麻、胀、痛为度。按压每日 3~5 次,每个穴位每次按 1~2 min。每次取穴 4~5 个,3 天左右换豆 1 次,连续贴压 1 个月。

适应证:结节性痒疹各证。

禁忌证:无明显禁忌证。

【预防与调护】

(1)纠正胃肠功能紊乱,防止虫咬。

(2)消除感染因素,改善营养及卫生状况。

(3)禁止搔抓和刺激。

(4)保持心情愉快,清淡饮食。

七、色素性皮肤病

黄 褐 斑

　　黄褐斑是一种面部出现对称性褐色斑片的一种色素沉着性皮肤病。在中医古代文献中,因其色如尘垢,日久黑似煤形,枯暗不泽,故又称"面尘"。明代《外科正宗》说:"黧黑斑者,水亏不能制火,血弱不能华肉,以致火燥结成斑黑,色枯不泽。朝服肾气丸以滋化源,早晚以玉容丸洗面斑上,日久渐退,兼戒忧思动火劳伤等。"其特点为对称分布,边界清楚、无自觉症状,日晒后加重,常发生于妊娠期妇女或经血不调的妇女。

【诊断】

　　本病多见于妊娠期妇女或经血不调的妇女,男性亦可见。如发生于妊娠期妇女,多始于孕后2~5个月,分娩后逐渐消退,但亦有部分患者皮疹不消退。

　　发病部位大多数见于颜面,尤以两颊、额部、鼻、唇及颏等处为多见;皮损为淡褐色至深褐色、淡黑色斑片,大小不等,形状各异,孤立散在或融合成片,边缘较明显,多呈蝴蝶状。本病无自觉症状,慢性经过,夏季紫外线照晒后颜色加深,冬季减轻。

【鉴别诊断】

　　雀斑:皮疹分散而不融合,斑点较小;且夏重冬轻或消失;有家族史。

【治疗】

　　(1)辨证论治

　　1)肝郁气滞证

　　证候:多见女性,斑色深褐,弥漫分布,伴有烦躁不安,胸胁胀满,经前乳

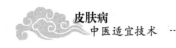

房胀痛,月经不调,口苦咽干。舌红,苔薄,脉弦细。

治法:疏肝理气,活血消斑。

方药:逍遥散加减。伴口苦咽干、大便秘结者加牡丹皮、栀子;月经不调者加女贞子、香附;斑色深褐而面色晦暗者加桃仁、红花、益母草。

2)肝肾不足证

证候:斑色褐黑,面色晦暗,伴有头晕耳鸣,腰膝酸软,失眠健忘,五心烦热。舌红,少苔,脉细。

治法:补益肝肾,滋阴降火。

方药:六味地黄汤加减。阴虚火旺明显者加知母、黄柏;失眠多梦者加生龙骨、生牡蛎、珍珠母;斑日久色深者加丹参、白僵蚕。

3)脾虚湿蕴证

证候:斑色灰褐状如尘土附着,伴有疲乏无力,纳呆困倦,月经色淡,白带量多。舌淡胖边有齿痕,脉濡或细。

治法:健脾益气,祛湿消斑。

方药:参苓白术散加减。伴月经量少、色淡者加当归、益母草。

4)气滞血瘀证

证候:斑色灰褐或黑褐,伴有慢性肝病或月经色暗,有血块或痛经。舌暗红有瘀斑,脉涩。

治法:疏肝理气,活血消斑。

方药:桃红四物汤合逍遥散加减。伴口苦咽干、大便秘结者加栀子、生大黄;月经不调者加川续断、益母草;斑色深褐而面色晦暗者加地龙、僵蚕。

(2)外治

1)用玉容散粉末(甘松15 g,白僵蚕、白及、白薇、白附子、天花粉、绿豆粉各30 g,防风、零陵香、藁本各9 g,皂角9 g)共研细末,每日早晚蘸末搽面。

2)用茯苓粉,每日1匙,洗面或外搽,早、晚各一次。

3)白附子、白芷、滑石各250 g共研细末,每日早晚蘸末搽面。

(3)西医治疗:局部可选用脱色剂外用。并可选用维生素C片、维生素E片、氨甲环酸片口服,对已形成色斑有消退作用,另可辅以物理疗法。

【中医适宜技术】

（1）滚针法

用物准备：75%医用酒精棉球、无菌干棉球或无菌纱布、一次性医用滚针（面部皮损建议选用微针长度为0.25~0.5 mm规格的滚针）。

操作方法：患者取仰卧位，在洁面后以棉签蘸取75%酒精适量消毒面部，施术者持滚针沿面部肌肉纹理走向与骨骼形态，按由内向外、由下向上的原则操作。按面部下颌区、口唇区、面颊区、鼻区、眼周区、额头区的顺序缓慢均匀地滚动，每个部位做3~5遍，皮损区可适当增加滚动次数，用力均匀平稳。治疗结束后，以棉签蘸取75%酒精适量消毒面部。每周1次，4次为1个疗程。

适应证：黄褐斑。

禁忌证：其他疾病引起的色素沉着者（颧部褐青色痣等）、严重的心血管疾病者、急性肝肾疾病者、恶性肿瘤者、长期室外工作者、血小板减少者、凝血功能异常者、血液病患者。

（2）梅花针法

用物准备：75%医用酒精棉球、无菌干棉球或无菌纱布、一次性医用梅花针。

操作方法：嘱患者俯卧在床上，充分暴露黄褐斑皮肤，75%医用酒精棉球常规消毒，手持梅花针从黄褐斑周边部位向中心叩刺，如此反复叩刺2~3下，实证重叩，虚证轻叩。再用干棉球将血擦拭干净，嘱其避风寒。每周1次，4次为1个疗程。

适应证：黄褐斑。

禁忌证：皮损破溃合并感染者、妊娠期妇女、血小板减少者、凝血功能异常者、血液病患者、体虚患者。

（3）刺络放血法

用物准备：75%医用酒精棉球、无菌干棉球或无菌纱布、一次性医用三棱针。

操作方法：用75%医用酒精消毒内分泌、皮质下、热穴，消毒皮肤后以左手固定该区域，用三棱针浅刺皮损至微微出血，用无菌纱布迅速擦拭祛除血液，操作完毕。每周1次，4次为1个疗程。

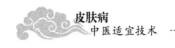
适应证：黄褐斑。

禁忌证：皮损破溃合并感染者、妊娠期妇女、血小板减少者、凝血功能异常者、血液病患者、体虚患者。

（4）中药面膜法

用物准备：治疗巾、生理盐水、无纺布、医用熟石膏、42～46℃清洁水、毛巾。

药物：加减玉容散。

操作方法：患者仰卧，用治疗巾包头，铺巾，再用生理盐水按皮纹方向做面部清洁。然后运用摩、揉、推、搓、按、叩、梳等手法进行面部按摩，约20 min，以面部潮红、肤温增高为度。继用无纺布对眼、眉、口做保护性遮盖，然后取3 g面膜粉（加减玉容散），置于容器中，以医用熟石膏250～350 g，加42～46℃清洁水约200 mL调成糊状，从额、鼻根部迅速向下颏部均匀摊成面具型，留出鼻孔。30 min后揭膜，用热毛巾擦净面部。每周1次，10次为1个疗程。

适应证：黄褐斑。

禁忌证：皮损破溃合并感染者。

（5）穴位埋线法

用物准备：一次性埋线针（直径0.7～0.9 mm，针体长度为4～5 cm）、PGLA生物可吸收线体（规格为1/0～3/0，长度为1～2 cm）、碘伏、胶贴、剪刀、镊子、手术器械盘等。

取穴：体穴选取肺俞、肝俞、肾俞、膈俞或相应夹脊穴，面部选取阿是穴（黄褐斑患处）、阳白、下关等。

操作方法：患者取俯卧或仰卧位，暴露所需埋线部位，用碘伏消毒局部皮肤。用右手拇指和食指、中指捏住针柄，食指反复压下弹数次，检查针管针芯配合状态。在弹簧自然状态下，用小镊子取一段生物可降解线体置于埋线针针管的前端，用镊子将线体轻轻推入针管。线体一定要完全置入针内，不可露在针尖外面。根据进针部位不同，左手拇、食指绷紧或提起进针部位皮肤，右手拇指和食指、中指捏持针柄，迅速用腕力将针刺入皮下，并逐渐到达适宜深度。右手食指轻轻推动针芯至底部，将线体完全推入穴位，同时拇指和中指捏持针柄轻轻退出针体，重复压下针芯2～3次，确保线体完全推出。将针尖退出皮肤，同时立即用干棉棒压迫针孔片刻，并敷医用输液胶贴。操作完毕后,让患者稍微休息 5~10 min,即可离开,告知患者埋线后的注意事项。

适应证:黄褐斑。

禁忌证:体质虚弱者、妊娠期妇女、局部感染者、瘢痕体质者。

【预防与调护】

(1)保持心情舒畅,乐观情绪,避免忧思恼怒。

(2)注意劳逸结合,睡眠充足,避免劳损。

(3)避免日光暴晒,慎用含香料的药物性化妆品,忌用刺激性药物。

(4)多食含维生素 C 的蔬菜、水果,忌食辛辣、忌烟酒。

白 癜 风

白癜风是一种常见局限性色素脱失性皮肤病,病因尚未完全明了,可能由于自身免疫致使黑素细胞被破坏所致,或是由于神经介质抑制多巴反应的结果,也有认为黑素细胞为它自身所形成的黑色素前体的毒性作用破坏,或者与接触某些外源性化学物质及遗传因素有关。临床表现为皮肤乳白,色素脱失斑,界限清楚,且好发于面、颈、手、背、前臂等暴露部,严重影响患者外表形象,常导致其心理障碍,且目前尚无满意疗法。

在中医古代文献中有"白癜""白驳""斑白""斑驳"等名称。白癜之名首见于隋代《诸病源候论》:"白癜者,面及颈项身体皮肤肉色变白,与肉色不同,亦不痒痛,谓之白癜。"明代《外科证治准绳》记载:"夫肺有风热,又风气外伤于肌肉,热与风交并,邪毒之气伏留于腠理,与卫气相搏,不能消散,令皮肤皱起,生白斑点,故名白癜风也。"清代《外科大成》记载:"白驳风生于头面,延及遍体,其色驳白,亦无痛痒,形如雪片。宜先刮患处之燥痛,取鳗鱼脂敷之,三上自效,内服浮萍丸、苍耳膏等,或可奏效。"

【诊断】

本病多见于青、壮年,病情夏重冬轻,多无自觉症状。任何部位均可发生,但好发于暴露及摩擦部位,如面、颈、手背、腕、前臂、腰骶等,口唇、阴唇、龟头、

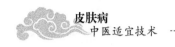
包皮内侧黏膜也可累及。皮损为界限清楚的色素脱失斑,呈乳白色,白斑内毛发变白,也可正常,边缘色素较正常皮肤增加。

【鉴别诊断】

(1)贫血痣:为先天性白斑,多在出生时即已存在,摩擦白斑周围皮肤充血发红,而白斑处不发红,因此白斑更趋明显。以玻片压之,贫血痣与周围变白的皮肤不易区分。

(2)花斑癣:损害为黄豆、绿豆大小圆形、椭圆形,大小相似的淡白色斑片,多发于胸前、躯干、腋下等多汗部位,表面覆以极微细鳞屑,鳞屑中可查见真菌。

(3)单纯糠疹:皮损淡白或灰白,上覆少量灰白糠状鳞屑,边界不清;多发在面部,其他部位很少累及;儿童多见。

【治疗】

(1)辨证论治

1)肝气郁结证

证候:白斑散在渐起,数目不定,伴心烦易怒,胸胁胀痛,夜眠不安,月经不调。舌淡红,苔薄,脉弦。

治法:疏肝理气,活血祛风。

方药:逍遥散加减。伴口苦咽干、大便秘结者加牡丹皮、栀子;月经不调者加益母草、女贞子。

2)肝肾不足证

证候:多见于体虚或有家族史的患者,病程较长,白斑局限或泛发,伴头晕耳鸣,失眠健忘,腰膝酸软。舌红,少苔,脉细弱。

治法:补益肝肾,养血祛风。

方药:六味地黄丸加减。

3)气滞血瘀证

证候:多有外伤史,病史缠绵,白斑局限或泛发,边界清楚,局部可有刺痛。舌紫暗有瘀斑、瘀点,舌薄白,脉涩。

治法:活血化瘀,通经活络。

方药:通窍活血汤加减。

（2）外治

1）密陀僧散扑于患处,或用醋调成糊状外擦。

2）补骨脂 15 g,姜黄 10 g,黄柏 6 g,白酒 1 斤。浸泡 1 周后,外涂患处,每日早晚各 1 次。

（3）西医治疗：进行期可选用糖皮质激素软膏、钙调神经磷酸酶抑制剂、低浓度光敏药、维生素 D_3 衍生物。并可选局部光疗,如窄谱中波紫外线。

【中医适宜技术】

（1）火针法

用物准备：75% 医用酒精棉球、医用酒精灯、打火机、无菌干棉球或无菌纱布、一次性医用针灸针（建议选用直径 0.25 mm 或 0.30 mm 的 1.5 寸针灸针）。

操作方法：患者取舒适位,暴露患处。先用 75% 酒精常规消毒患处及周围皮肤,同时点燃酒精灯,针头置酒精灯火焰中加温至火红色,即取之均匀点刺患处。5~7 日治疗 1 次,10 次为 1 个疗程。

适应证：白癜风。

禁忌证：对于糖尿病溃疡患者、下肢静脉曲张患者、皮损破溃合并感染者、妊娠期妇女、血小板减少者等应慎用以上疗法。

（2）梅花针法

用物准备：75% 医用酒精棉球、无菌干棉球或无菌纱布、一次性医用梅花针。

操作方法：梅花针叩刺皮损区,每 5 日 1 次。叩刺时常规皮肤消毒,用梅花针在皮损区叩刺至微微泛红或轻度点状渗血为止,叩刺力度根据患者对疼痛的耐受度调整,再用消毒棉签擦去渗血。

适应证：白癜风。

禁忌证：面部靠近眼部区域者慎用;对于糖尿病溃疡患者、下肢静脉曲张患者、皮损破溃合并感染者、妊娠期妇女、血小板减少者等应慎用以上疗法。

（3）拔罐法

用物准备：75% 医用酒精棉球、无菌干棉球或无菌纱布、医用玻璃罐或竹罐。

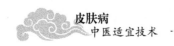
操作方法：用75%医用酒精消毒皮损后,闪罐法拔罐并留拔罐 10~15 min 后取下。每周 1~2 次。

适应证：白癜风。

禁忌证：对于糖尿病溃疡患者、下肢静脉曲张患者、皮损破溃合并感染者、妊娠期妇女、血小板减少者等应慎用以上疗法。

（4）毫针法

用物准备：75%医用酒精棉球、无菌干棉球、一次性医用针灸针。

操作方法：使用75%医用酒精消毒局部皮损后,针刺曲池、阳陵泉、风池;血虚配三阴交、血海;血瘀配膈俞、合谷;肝肾不足配肝俞、肾俞。治疗结束后,用无菌干棉球或无菌纱布轻轻擦拭出血点,操作完毕。每日 1 次,7~10 次为 1 个疗程。

适应证：白癜风。

禁忌证：对于糖尿病溃疡患者、下肢静脉曲张患者、皮损破溃合并感染者、妊娠期妇女、血小板减少者等应慎用以上疗法。

【预防与调护】

（1）可进行适当的日光浴,注意光照的强度和时间,并在正常皮肤上搽避光剂和盖遮挡物,以免晒伤。

（2）避免滥用外搽药物,尤其是刺激性强的药物,以防损伤肌肤。

（3）坚持治疗,树立信心;愈后巩固治疗,防止复发。

（4）少吃含维生素 C 高的蔬菜、水果,多吃豆类制品。

八、损容性皮肤病

面 部 皮 炎

面部皮炎是泛指各种原因引起面部皮肤出现红斑、鳞屑、肿胀、渗液、丘疱疹、色素沉着等炎症性表现,伴有瘙痒、疼痛、紧绷或灼热等感觉的一类皮肤病。在中医历代文献中都有类似的记载,如《医宗金鉴·外科心法要诀》记载:"面游风……初发面目浮肿,痒若虫行,肌肤干燥,时起白屑……";又有《外科启玄》云:"三伏炎天……受酷日晒曝,先疼后破而成疮者……",此类疾病相当于现代医学所指的脂溢性皮炎、湿疹、激素依赖性皮炎、接触性皮炎、日光性皮炎等诸病。其特点为皮损形态多样,多有炎症反应,可因面部接触药品、化妆品发病,伴或不伴颜面部瘙痒疼痛等自觉症状,对患者社交活动、心理造成严重影响。因其为损容性疾病,多发于中青年女性,随着现代生活水平提高,日益受到重视。

【诊断】

(1)面部接触性皮炎:颜面部皮肤一次或多次接触外源物质后,通过直接刺激或间接变态反应而发生的炎症性疾病,包括原发刺激性接触性皮炎和变态反应性接触性皮炎。

(2)季节性面部皮炎:面部皮炎呈季节性反复发生,好发于春秋季节,表现为面部红斑、鳞屑、水肿等,无明显致敏物接触史。

(3)光敏性面部皮炎:面部皮肤接触光感性物质或服用某些光感性药物后发病,表现为日光照射后于曝光部位发生的炎症反应。

(4)激素依赖性皮炎:有面部长期(>1个月)外用糖皮质激素制剂或化

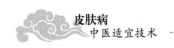
妆品史,自觉瘙痒、烧灼感并伴有面部皮肤萎缩、毛细血管扩张、激素依赖和反跳现象。

（5）原因不明的面部皮炎：符合面部皮炎诊断但不能归类为以上几类的面部皮炎。

【鉴别诊断】

（1）面部银屑病：银白色云母状鳞屑性红斑,头皮局部鳞屑可有束发征,强行剥离鳞屑可见点状出血。

（2）湿疹：皮损有多形性,表现为水疱、糜烂、渗出,瘙痒剧烈,但无油性痂皮。

（3）脂溢性皮炎：红斑皮损上覆白色糠秕状或油腻性鳞屑,基底潮红。

【治疗】

（1）辨证论治

1）风热血燥证

证候：头面部见淡红色斑片,干燥、脱屑、瘙痒,受风加重,或头皮瘙痒,头屑多,毛发干枯脱落;伴口渴,大便干燥。舌偏红,苔薄白,脉细数。

治法：祛风清热,养血润燥。

方药：消风散合当归饮子加减。皮损色红者加牡丹皮,金银花,白茅根;瘙痒较重者加白鲜皮、地肤子;皮损干燥者加玄参、麦冬、天花粉。

2）肠胃湿热证

证候：皮损为潮红斑片,有油腻性痂屑,可伴有糜烂、渗出;伴口苦、口黏,脘腹痞满,小便短赤,大便臭秽。舌红,苔薄黄,脉滑数。

治法：健脾除湿,清热止痒。

方药：参苓白术散合茵陈蒿汤加减。糜烂渗出多者加土茯苓、苦参、马齿苋;热盛者加桑白皮、黄芩。

3）湿热蕴肤证

证候：皮疹见红斑、丘疹、丘疱疹为主,灼热瘙痒,抓破滋水淋漓;伴心烦口渴,身热不扬,胸闷纳呆,腹胀便溏,小便短赤。舌红,舌苔黄腻,脉滑数。

治法：清热利湿,解毒止痒。

方药：龙胆泻肝汤合草薢渗湿汤加减。热盛者加大青叶、黄柏;瘙痒剧烈者加地肤子、白鲜皮;渗出较多加土茯苓、赤茯苓;皮疹鲜红加玄参、赤芍。

4)阴虚湿热证

证候:发病缓慢,病程较长。皮肤浸润,干燥脱屑,瘙痒剧烈,略见出水。伴午后颧红,心烦盗汗,口干口苦,小便短赤。舌红,少苔或无苔,脉细弦滑。

治法:滋阴养血,除湿止痒。

方药:滋阴除湿汤加减。

(2)外治:面部激素依赖性皮炎,用白鲜皮甘草湿敷方(白鲜皮20 g,生甘草10 g),煎汤液湿敷,每日3~4次。

(3)西医治疗:选用抗组胺类药物止痒,或配服镇静剂,对于有广泛继发感染者可配合有效的抗生素治疗;亦可加用B族维生素、维生素C及调节神经功能药物。但糖皮质激素类药物一般不用,可选用钙调磷酸酶抑制剂如他克莫司或吡美莫司乳膏。

【中医适宜技术】

(1)中药溻渍法

用物准备:中药水煎液(黄柏、苦参、青蒿、黄芩煎汤)、纱布、镊子等。

操作方法:用6~8层纱布(可预先制成湿敷垫备用)浸入新鲜配制的药液中,待吸透药液后,用大镊子取出,拧至不滴水为度,随即敷于患处,务必使其与皮损紧密接触,大小相当。每次15~20 min,隔5~10 min更换一次,每日1~2次。

适应证:开放性冷敷适用于面部潮红、肿胀、糜烂、渗液等急性病症;闭合性热湿敷适用于慢性肥厚性、角化性皮损等慢性病症。

禁忌证:年老体弱、免疫力低下者,或外感风寒发热者慎用。

(2)中药面膜法

用物准备:药粉备用(黄芩、生地黄、金银花、薄荷、当归、玉竹打粉备用)、纱布、刮勺、塑料薄膜、面膜纸等。

操作方法:首先清洁面部皮肤,根据病变部位大小取适量药物,用开水调成糊状,待凉后均匀涂敷在覆盖了面膜纸的面部,厚1~2 cm,再覆盖塑料薄膜保湿,30 min后去除面膜,洗净面部。每日1次,1周为1个疗程。

适应证:面部皮炎及色素沉着。

禁忌证：面部对药物组分过敏者，有渗出者禁用。

（3）中药涂擦法

用物准备：棉签、纱布、药膏等。

操作方法：用棉签、棉球或纱布蘸取适量乳膏、药糊、软膏（可视具体情况选用不同药物），均匀薄搽于患处，每日 1~2 次。

适应证：慢性面部皮炎。

禁忌证：急性炎症、皮肤破溃渗液、创面糜烂之处禁用；对涂擦药物过敏者忌用。

（4）耳穴埋豆法

用物准备：耳穴磁珠、血管钳、酒精棉球等。

操作方法：取酒精棉球擦拭敷贴耳穴局部，用血管钳夹取磁珠及固定胶布，每次贴一侧耳穴，常取穴肺、内分泌、脾、肾上腺、肝、肾，每次 3~4 穴，留磁珠 12 h，每 2 天 1 次，交替贴双耳穴位，7 次为 1 个疗程。

适应证：急、慢性面部皮炎。

禁忌证：耳部破溃合并感染者忌用。

（5）穴位注射法

用物准备：注射用药、一次性 2.5 mL 注射器、酒精棉球等。

操作方法：根据所选穴位及用药量不同，选择合适注射器和针头。局部皮肤常规消毒后，快速进针刺入皮下组织，缓慢推进针头，患者局部有酸胀"得气"感时，回抽无血液，将药物缓慢推入肌肉组织或皮下。如需注入较多药液，可逐层浸润推药。取穴：足三里、脾俞、曲池、肺俞、血海、尺泽、三阴交等，每次各选 2 个穴位，每穴位注射卡介菌多糖核酸注射液 1 mL，隔日注射 1 次，7 次为 1 个疗程。

适应证：急、慢性面部皮炎。

禁忌证：妊娠期妇女的下腹部、腰骶部、三阴交、合谷等穴位不宜使用；年老体弱者选穴应少；对注射药物过敏者禁用。

（6）毫针法

用物准备：毫针、酒精棉球、干棉球等。

操作方法：根据穴位选择单手进针法、双手进针法或管针进针法；根据针刺部位选择进针角度，进针后稍行针，得气后留针 20 min，每日 1 次，7 次为 1

个疗程。体针常取足三里、合谷、列缺、曲池、肺俞、脾俞、大椎、太阳、下关、颊车,平补平泻法。

适应证:伴有瘙痒、疼痛等症状的面部皮炎。

禁忌证:妊娠 3 个月以内,小腹部腧穴禁针;妊娠 3 个月以上,腹部、腰骶部腧穴禁针;三阴交、合谷、昆仑、至阴等通经活血腧穴在怀孕期间禁针。

【预防与调护】

(1)寻找发病原因,去除导致疾病发作的因素。

(2)避免外界刺激,如热水烫洗,暴力搔抓。

(3)少食辛辣食物,戒烟酒。

(4)放松心情,避免精神紧张刺激。

痤　疮

痤疮是一种累及毛囊皮脂腺的慢性炎症性皮肤病,属于中医学“粉刺”“肺风粉刺”“酒刺”等的范畴,好发于皮脂溢出部位,皮损可表现为粉刺、丘疹、脓疱、结节、囊肿及瘢痕等。在《素问·生气通天论第三》中说“汗出见湿,乃生痤痱……劳汗当风,寒薄为皶,郁乃痤。”《黄帝内经素问直解》中对本句的注释为:“若夏月汗出,而见水湿之气,则皮肤湿热,生疖如痤,生疹如痱,……若劳碌汗出当风,寒薄于皮肤而上行,则为粉刺,寒郁于皮肤而外泄,则为小疖。”《黄帝内经》中指出本病的病因病机主要与湿、热、痰、瘀有关,治疗上主张从肺、心、大肠入手。

【诊断】

本病多见于青年男女,皮损好发于面部,其次是胸、背部,常伴有皮脂分泌过多现象,常见的损害为白头与黑头粉刺,炎性丘疹和脓疱,愈后可留有色素沉着、红斑或萎缩性凹陷瘢痕,重者可有炎性结节或囊肿。

寻常型痤疮严重分级:

轻(Ⅰ级):粉刺为主要的皮损,可有少量丘疹和脓疱,总病灶数少于30 个。

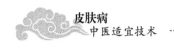

中（Ⅱ级）：有粉刺，伴有中等量的丘疹和脓疱，总病灶数在 31 ~ 50 个之间。

中（Ⅲ级）：有粉刺，伴有大量丘疹和脓疱，偶见大的炎性损害，分布广泛，总病灶数在 51 ~ 100 之间，可有少数结节。

重（Ⅳ级）：除上述皮疹外，又伴有结节与囊肿，多数有疼痛，且结节囊肿在 3 个以上。

【鉴别诊断】

（1）玫瑰痤疮：常在 30 岁以后发病，好发于颜面中部，损害为弥漫性红斑、毛细血管扩张、丘疹、脓疱及鼻赘，一般无粉刺。

（2）脂溢性皮炎：多见于成人和新生儿，好发于头面、躯干等皮脂腺丰富区，略带黄色的暗红色斑片，其上覆盖油腻的鳞屑或痂皮。

（3）颜面播散性粟粒狼疮：典型损害为棕黄色或暗红色半球状丘疹，对称分布于眼睑、鼻唇沟及颊部，用玻片按压时，呈苹果酱色。结节表面光滑，柔软，少数结节可破溃。无自觉症状，结合病理检查可确诊。

【治疗】

（1）辨证论治

1）肺经风热证

证候：多见于青春期，病程不长，皮损以红色丘疹、黑头粉刺或微痒微痛为主；伴口干、尿黄。舌红、苔薄黄、脉弦。

治法：清热泻肺、凉血解毒。

方药：清肺饮加减。口渴喜饮者加石膏、天花粉；脓疱多者加紫花地丁。

2）湿热蕴结证

证候：颜面、胸背部皮肤油腻，丘疹色红、常伴脓疱，自觉红肿疼痛；伴口干、口臭，大便秘结，小便黄。

治法：清热利湿。

方药：茵陈蒿汤、泻黄散加减。伴腹胀、舌苔厚腻者加山楂、鸡内金、枳实；脓疱多者加白花蛇舌草、野菊花。

3）痰瘀互结证

证候：多见男性或者肥胖之人，皮肤粗糙，以结节、脓肿、囊肿、瘢痕为主，反复发作,经久难愈病程较长。舌暗、苔黄腻,脉弦。

治法:清热解毒,软坚散结。

方药:消瘰丸合清肺饮加减。囊肿难消者加三棱、莪术、夏枯草。

4)冲任不调证

证候:多见于女性患者,皮疹常发于口周或下颌,患者面部丘疹、粉刺、脓疱的发生与月经周期关系密切,大多经前加重、经后减轻。舌暗或有瘀点、苔黄,脉弦细。

治法:调理冲任。

方药:丹栀逍遥散加减。月经不调者加郁金、益母草。

(2)外治:颠倒散(大黄 40 g,硫黄 20 g,研末),温水调后外敷 15 min,每日 1 次。

(3)西医治疗:轻度(Ⅰ级)痤疮外用 0.1%阿达帕林凝胶消除粉刺或果酸治疗。中度(Ⅱ~Ⅲ级)痤疮外用 0.1%阿达帕林凝胶联合 1%克林霉素凝胶或 2.5%过氧苯甲酰凝胶(班赛)消除粉刺并去除炎性丘疹,对于炎性丘疹较多者可口服四环素片或盐酸多西环素胶囊。重度(Ⅳ级)痤疮,除与中度痤疮治疗相同之外,需加服异维 A 酸胶丸。对痤疮萎缩性瘢痕可采用点阵激光治疗。

【中医适宜技术】

(1)中药倒膜法

用物准备:治疗巾、医用熟石膏、毛巾或纱布、生理盐水、蒸汽喷雾机、粉刺针等。

药物:用于制备中药面膜粉的中药多选用具清热凉血、拔毒消肿作用的中药,以炎性皮疹及粉刺为主者皮损选择黄芩、大黄、黄连、连翘等清热解毒类,以暗红斑为主选用桃仁、赤芍、冬瓜仁等凉血化瘀类,佐以清热凉血的生地黄、牡丹皮,还有辛散芳香通窍,入肺、胃经的白芷等研末备用。

操作方法:患者清洁面部后取仰卧位,治疗巾包好头发,先用蒸汽熏面 10 min,术者用生理盐水棉球擦拭面部皮损,再用粉刺针挤压出粉刺或脓液(此步骤可省略),将中药面膜粉用水调成糊状,均匀涂抹到面部,露出眉毛、眼睛、鼻孔和口唇,在中药面膜上快速涂抹石膏倒膜粉(250 g 石膏加适量温水调

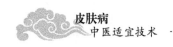
成糊状),待石膏倒膜由冷到热再变冷后除去石膏倒膜和中药面膜,用纱布温水清洁皮肤。每周1次,8次为1个疗程。

适应证:各型面部痤疮。

禁忌证:皮肤过敏者。

(2)刺络放血法

1)井穴刺血法

用物准备:75%医用酒精棉球或碘酊、一次性无菌采血针、无菌干棉球。

操作方法:选取肺经井穴少商为主穴,发于口鼻周围加井穴商阳,前额加井穴少冲,两颊加井穴关冲,定位后常规消毒,用一次性无菌采血针分别点刺,术者用指腹轻挤使每个穴位出血5~8滴,每周2次,5次为1个疗程。

适应证:各型面部痤疮。

禁忌证:妊娠期妇女、血小板减少者、凝血功能异常者、血液病患者、体虚患者。

2)五脏俞穴放血法

用物准备:75%医用酒精棉球或碘酊、三棱针、无菌干棉球和无菌干棉签等。

操作方法:选用双侧足太阳膀胱经心俞、肺俞、肝俞、脾俞、肾俞,常规消毒后,术者用三棱针点刺放血,挤出瘀血数滴,每日1次,5次为1个疗程。

适应证:痤疮以炎性丘疹、脓疱为主者。

禁忌证:妊娠期妇女、血小板减少者、凝血功能异常者、血液病患者、体虚患者。

3)耳背割治疗法

用物准备:75%医用酒精棉球或碘酊、11号手术刀片、无菌干棉球和无菌干棉签等。

操作方法:选患者一侧耳背降压沟处明显的静脉血管2根,碘酊和酒精消毒后,术者左手拇、食指将耳背拉平,中指顶于下,右手持11号手术刀片尖端在选好的静脉上划破0.5 cm长,0.1~0.2 cm深的切口,并用棉签在血管周围轻轻挤压,放血数滴。术毕用消毒干面球压迫止血,外贴创可贴固定,每周1次,每次选择一侧,双侧交替使用,2次为1个疗程,共治疗3个疗程。

适应证:痤疮以炎性丘疹、脓疱为主者。

禁忌证：妊娠期妇女、血小板减少者、凝血功能异常者、血液病患者、体虚患者。

4）锋钩针排脓放血

用药准备：75%医用酒精棉球或碘酊、无菌锋钩针、无菌干棉球和纱布。

操作方法：患者仰卧位，术者带上无菌手套，坐于患者头侧，用酒精棉将患处常规消毒后，术者左手食指和拇指绷紧需治疗部位皮肤，右手执锋钩针，将针尖从毛囊的开口部位深入到痤疮皮损的底部，刺入后针体与皮肤垂直，然后向上挑刺，将毛囊内壁迅速挑开，且在毛囊口中做 1 条长 0.1 cm 的切口，轻轻挤压将毛囊内粉刺栓、脓液排出，待出现半透明血清状物时，停止施术。每周治疗 1 次，2 周为 1 个疗程，共治疗 4 周。

适应证：痤疮以结节、囊肿为主者。

禁忌证：妊娠期妇女、血小板减少者、凝血功能异常者、血液病患者、体虚患者。

（3）火针法

用物准备：75%医用酒精棉球或碘酊、医用酒精灯、无菌干棉球、细火针。

操作方法：患者取仰卧位，对痤疮皮损部位常规消毒，术者左手持酒精灯，右手持细火针（直径为 0.4 mm），用酒精灯外火焰烧至通红，发白，准确、迅速刺入痤疮皮损中心，深度以针尖刚接触到正常组织为最佳，然后迅速拔出火针，用棉签挤压刺破处，将脓液、脓血等内容物挤出，每周治疗 1 次，4 次为 1 个疗程。在局部取穴基础上，配合背部腧穴（后背部常规选择夹脊穴，热者加大椎；大便秘结者加大肠俞穴），常规消毒后，将火针加热，待中温阶段（针体由红变黑的时候）迅速准确地点在上述各穴上，接触皮肤可听到清脆"啪"声音，留下一灰白色小点。

适应证：痤疮以炎性丘疹、结节、囊肿为主者。

禁忌证：妊娠期妇女、血小板减少者、晕针者、严重糖尿病者。

（4）毫针法

用物准备：毫针、酒精棉球、无菌干棉球。

操作方法：主穴选取曲池、天枢、合谷、足三里、三阴交；配合阿是穴（皮损局部）。肺经风热加风门、尺泽、太渊；湿热蕴结加支沟、大横、阴陵泉；痰瘀凝滞加丰隆、血海；冲任失调加太冲、气海。常规消毒后，术者用规格为 0.35 mm×

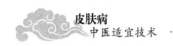
40 mm 毫针进针,所有穴位针刺均要求得气(要求患者针下感觉有酸、麻、胀、痛或放电样等感觉),得气后留针 30 min 后出针,中间行针 1 次。每周 3 次,6 次 1 个疗程,共治疗 3 个疗程。

适应证:各型痤疮。

禁忌证:妊娠期妇女、晕针者。

(5)耳穴埋豆

用物准备:医用酒精、王不留行、胶布。

操作方法:取肺、耳神门、内分泌、面颊、额区,皮质下耳穴的敏感点,便秘加大肠,皮脂溢出加脾,月经不调加卵巢、子宫和肝。常规消毒后将黏有王不留行的胶布对准耳穴贴敷,并用手压迫刺激,以感到酸、麻、胀、痛为度。按压每日 3~5 次,每个穴位每次按 1~2 min。每次取穴 4~5 个,3 天左右换豆 1 次,连续贴压 1 个月。

适应证:各型痤疮。

禁忌证:无。

【预防与调护】

(1)不要用手挤压粉刺,避免炎症向内部扩散。

(2)不熬夜,尽量在晚上 11 点之前入睡。

(3)注重大便通畅,尽量保持每日 1 次。

(4)不吃高脂肪、高糖,以及过于油腻的食品,形成良好的饮食结构。

(5)使用控制油脂分泌同时保湿的产品,不使用易致粉刺形成的化妆品和护肤品。

(6)保持心情舒畅和精神愉快,减轻心理压力。

(7)注重个人面部的清洁,不使用过度清洁的碱性洁面产品。

玫 瑰 痤 疮

玫瑰痤疮,又称酒渣鼻,是面中部毛囊皮脂腺单位慢性炎症性痤疮样疾病,伴微小毛细血管功能活跃所致的红斑和毛细血管扩张。该病较为常见,发病年龄 30~50 岁,多为女性,病情严重的常为男性患者。中医学又称之为"赤鼻""酒皶鼻",最早见于《素问·热论》"脾热病者,鼻先赤。"《彤园医书》言道:"酒糟鼻,生准头及两翅,由胃火熏肺,更因风寒外束,血瘀凝结,故先红后紫,久变黑色,甚是缠绵。"本病生理病理过程复杂,可能与先天免疫失调、神经血管功能失调、毛囊蠕形螨感染、共生菌过度生长、皮肤屏障功能受损、遗传因素相关。

【诊断】

临床表现:早期可见特征性的面部局限性红斑,小丘疹和丘疱疹;中晚期为面部红斑,红色丘疹和结节,毛细血管扩张。皮疹常对称分布。特殊皮损可有鼻赘、前额肿胀、眼睑肿胀、耳垂肿胀和凸颏,多无明显的自觉症状。

酒渣鼻病程缓慢,可分为三期,红斑期、丘疹脓疱期、鼻赘期,但无明显界限。

(1)红斑期、颜面中部,特别是鼻、两颊、眉间及颏部出现红斑,对称分布,红斑初为暂时性,在进食辛辣食物或热饮、环境温度升高、感情冲动时面部潮红充血,自觉灼热。反复发作后鼻翼、鼻尖和面颊处出现浅表树枝状毛细血管扩张,出现局部持久性发红,常伴有鼻部毛囊孔扩大和皮脂溢出。

本期可持续几个月至几年,以后再向第二期发展。

(2)丘疹脓疱期:毛细血管扩张更为明显,在红斑与毛细血管扩张基础上,反复出现丘疹,脓疱,损害较深较大时形成疖肿、囊肿,但无粉刺形成。

(3)鼻赘期:疾病迁延不愈者,鼻部皮脂腺和结缔组织增生导致鼻端肥大,形成大小不等的紫红色结节状隆起,表面凹凸不平,毛囊口明显扩大,皮脂分泌旺盛,形成鼻赘。

【鉴别诊断】

(1)痤疮:多见于青春期,好发于颜面部、前胸、背部等油脂分泌旺盛部位,皮损多为散在性红色丘疹、脓疱,可伴有粉刺。

(2)脂溢性皮炎:发病部位广泛,可有颜面部弥漫性红斑,油腻性鳞屑,伴不同程度瘙痒,而酒渣鼻仅限于颜面部,多发生毛细血管扩张,无明显不适症状。

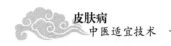
【治疗】

（1）辨证论治

1）肺胃热盛证

证候：多见于红斑期。红斑多发生于鼻尖或两翼，压之褪色，平素嗜酒，饮食不节，可伴有便秘，口干口渴。舌红，苔薄黄，脉弦滑。

治法：清宣肺胃，凉血活血。

方药：枇杷清肺饮加减。胃热炽盛者，加生石膏、知母；大便秘结者，加大黄、枳实。

2）热毒蕴肤证

证候：多见于丘疹脓疱期。红斑转为深红色，红斑上出现丘疹、脓疱，血丝显露，局部灼热，口干便秘。舌红绛，苔黄，脉滑数或弦数。

治法：清热解毒。

方药：五味消毒饮加减。脓疱者加金银花、连翘、穿山甲等。

3）痰瘀互结证

证候：鼻赘期多见。鼻部暗红或紫红，并逐渐肥厚增大，或有结节增生如瘤状，血丝明显，全身症状不明显。舌暗红，或有瘀点、瘀斑，脉沉缓或弦涩。

治法：活血化瘀散结。

方药：通窍活血汤加减。酌情加三棱、莪术、郁金、夏枯草、海藻、昆布、皂角刺等以加强活血化瘀，消肿散结之功。

（2）外治法

1）中药面膜：颠倒散（大黄、硫黄等量研细末）清水调敷，涂于皮损处，30 min后清水洗净，每晚1次。

用于炎性丘疹、脓疱、结节、囊肿，适用于丘疹脓疱期，起到活血化瘀，清热散结的作用。

2）四黄膏外涂，每日2~3次，适用于红斑期，起到清热解毒，消肿的作用。

（3）西医治疗：可外用壬二酸乳膏、甲硝唑制剂、克林霉素凝胶等，严重者选择维A酸类药物、抗生素、羟氯喹等药物进行系统治疗。目前，激光疗法为难治性酒渣鼻皮损提供了重要的治疗手段，可根据患者皮肤类型、皮损特点等情况进行综合治疗。对于药物治疗很难奏效，以毛细血管扩张和鼻赘损害为主的酒渣鼻，可酌情选用手术疗法治疗。

【中医适宜技术】

（1）中药溻渍法：将马齿苋、紫花地丁、黄柏等水煎取汁，开放性冷湿敷，每日 2 次，每次 20 min。本法适用于红斑、炎性丘疹、脓疱，起到清热凉血解毒、减轻炎症的作用。

（2）毫针法

主穴：印堂、素髎、迎香、地仓、承浆、颧髎。

配穴：哞髎、大迎、合谷、曲池。

手法：轻度捻转，留针 20 min，隔日 1 次。

（3）耳穴埋豆法

取穴：外鼻、肺、内分泌、肾上腺。

操作方法：局部贴压王不留行，每日按压数次，以微痛或麻胀感为度。

（4）梅花针法：患处用梅花针（七星针）轻刺，每日或隔日 1 次。

（5）刺络放血法

取穴：大椎、脊柱两侧反应点。

操作方法：局部常规消毒，用三棱针在皮肤上点刺放血，然后用闪火法拔罐，10～15 min 起罐，局部再次消毒，不需包扎，隔日 1 次或每周 2 次。也可在第 1～12 胸椎两侧旁开 0.5～1.5 寸处寻找反应点，用三棱针挑刺后，挤出血 1～2 滴，隔日 1 次，5 次为 1 个疗程。

（6）火针法：局部常规消毒，针灸针在火上烧红后，迅速刺入红斑、丘疹、脓疱等。每周治疗 1 次，4 次为 1 个疗程。

【预防与调护】

（1）忌饮酒，忌食刺激食物，少饮浓茶、咖啡；饮食清淡，多食水果蔬菜。

（2）纠正胃肠功能障碍和内分泌失调，保持大便通畅。

（3）避免局部过热、过冷及剧烈的情绪波动等可能引起面部潮红的因素。

（4）生活应有规律，注意劳逸结合；避免长时间的日光照射。

（5）避免接触有刺激性的物质、收敛剂、磨蚀剂，使用无皂清洁剂。

（6）应做酒渣鼻诱发物日记，记下可能促使病情发作或加重的原因，以便以后确定和避免接触这些诱发物。

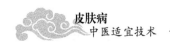

脂溢性皮炎

脂溢性皮炎是因皮肤油腻,瘙痒潮红,叠起白屑,多发于面部而得名,是发生在皮脂溢出部位的慢性炎症性皮肤病。中医学又称之为"白屑风"。临床特点为多发于头部至颜面部,皮肤多脂油腻,出现红斑白屑,脱而复生,以青壮年患者为多,乳儿期亦有发生。明代陈实功《外科正宗·白屑风》曰:"白屑风多生于头、面、耳、项、发中,初起微痒,久则渐生白屑,叠叠飞起,脱之又生。此皆起于热体当风,风热所化。"清代吴谦《医宗金鉴·外科心法要诀·面游风》曰:"此证生于面上,初发面目浮肿,痒若虫行,肌肤干燥,时起白屑,次后极痒,抓破,热湿盛者津黄水;风燥盛者津血,痛楚难堪。由平素血燥,过食辛辣厚味,以致阳明胃经湿热,受风而成。"

【诊断】

本病多发于皮脂溢出部位,如头皮、颜面、颈、腋窝、胸部、肩胛部、脐窝、腹股沟等部位,严重者可泛发全身。

(1) 干性型:皮损为大小不一的斑片,基底微红,上有片状白色糠秕状鳞屑,头皮屑过多,抓时白屑纷落,瘙痒剧烈,毛发干枯,伴有脱发。

(2) 湿性型:多为皮脂分泌旺盛,皮损为红斑、糜烂、渗出,有油腻性痂屑,常有臭味。在耳后和鼻部可有皲裂,眉毛因搔抓折断而稀疏,头皮毛发油腻,或头屑多,瘙痒,继而头发细软、脱落、秃顶。严重者皮疹泛发全身而成为湿疹样皮损。本病多病程缓慢,但常有急性发作。

【鉴别诊断】

(1) 慢性湿疹:病变境界清楚,无油腻性鳞屑,皮肤粗糙增厚,易成苔藓样变。

(2) 银屑病:皮损颜色较鲜红,鳞屑呈银白色,无油腻感,搔抓后红斑上有薄膜及点状出血;发于头部除红斑银屑外,可见束状发,无脱发;大多冬重夏轻。

(3) 头癣:多见于儿童。头部有灰白色鳞屑斑片,其上有长短不齐的断发,发根有白色菌鞘;真菌检查呈阳性。

【治疗】

（1）辨证论治

1）风热血燥证

证候:多发于头面部,为淡红色斑片,干燥、脱屑、瘙痒,受风加重,或头皮瘙痒,头屑多,毛发干枯脱落;伴口干口渴,大便干燥。舌偏红,苔薄白或黄,脉细数。

治法:祛风清热,养血润燥。

方药:消风散合当归饮子加减。皮损颜色较红者加牡丹皮、金银花、青蒿;瘙痒较重者加白鲜皮、蒺藜;皮损干燥明显者加玄参、麦冬、天花粉。

2）肠胃湿热证

证候:皮损为潮红斑片,有油腻性痂屑,甚至糜烂、渗出;伴口苦口黏,脘腹痞满,小便短赤,大便臭秽。舌红,苔黄腻,脉滑数。

治法:健脾除湿,清热止痒。

方药:茵陈蒿汤合平胃散加减。糜烂渗出较甚者加土茯苓、黄柏、苦参、马齿苋;热盛者加桑白皮、黄芩、蒲公英。

（2）外治

1）干性皮损在头皮者,用白屑风酊外搽,每日3次。

2）干性皮损在面部者,用痤疮洗剂外搽,每日2次。

3）湿性皮损有少量渗出者,可用马齿苋、黄柏、大青叶、龙葵各30 g,或单味30 g,煎汤,放凉后外洗或湿敷患处,每次30 min,每日2~3次;湿敷后外搽青黛膏。或用脂溢洗方(苍耳子30 g、苦参15 g、王不留行30 g、明矾9 g)煎水洗头。

（3）西医治疗

1）系统治疗:口服抗真菌药,维生素 B_2 片、维生素 B_6 片、烟酰胺片等;瘙痒剧烈时可口服抗组胺药。

2）局部治疗:以去脂、消炎、杀菌、止痒为主,近几年具有抗炎作用的钙调神经磷酸酶抑制剂如他克莫司软膏、吡美莫司软膏等已经广泛用于治疗脂溢性皮炎治疗,发于头皮部可选用2%酮康唑洗剂外洗。物理治疗有强脉冲光、

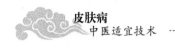
光动力治疗等。

【中医适宜技术】

（1）中药熏蒸法

用物准备：中药局部熏蒸仪，中药药汁 150 mL。

操作方法：丹皮、金银花、蒲公英、防风、苦参、苍耳子、薄荷等中药煎煮的药汁 150 mL，加入中药熏蒸机器中，工作环境温度 20～40℃，出气口距离面部 20 cm。

适应证：干性型脂溢性皮炎。

禁忌证：急性发作有红肿糜烂渗出禁用。

（2）中药面膜法

用物准备：中药超细粉、医疗石膏倒模粉。

操作方法：丹参、蒲公英、薄荷、桑叶等中药打成超细粉，用水调匀后敷于面部，再敷上石膏倒模，半小时后取下，每周 1 次。

适应证：面部脂溢性皮炎。

禁忌证：急性发作有红肿糜烂渗出禁用。

（3）梅花针法

用物准备：75％医用酒精棉球、无菌干棉球或无菌纱布、一次性医用梅花针。

操作方法：用 75％医用酒精消毒皮肤后，用梅花针反复叩刺头部督脉、膀胱经、胆经走行线及背部膀胱经走行线，叩刺至微微出血。治疗结束后，用无菌干棉球或无菌纱布轻轻擦拭出血点，操作完毕。每日治疗 1 次，7 天为 1 个疗程，疗程间休息 7 天。

适应证：脂溢性皮炎。

禁忌证：面部靠近眼部区域者慎用；对于糖尿病溃疡患者、下肢静脉曲张患者、皮损破溃合并感染者、妊娠期妇女、血小板减少者等应慎用以上疗法。

（4）穴位注射法

用物准备：75％医用酒精棉球、无菌干棉球、一次性 2 mL 注射器、维生素 B_6 0.1 g，2％利多卡因注射液 2 mL。

取穴：曲池、合谷。

操作方法：首先抽取维生素 B_6 注射液 2 mL 和 2%利多卡因注射液 1 mL，将其混匀后分别注入曲池、合谷，双侧曲池各注入 1 mL，双侧合谷各注入 0.5 mL，隔日 1 次，10 天为 1 个疗程。

适应证：脂溢性皮炎瘙痒剧烈者。

禁忌证：无明显禁忌证。

（5）刺络放血法

用物准备：75%医用酒精棉球、无菌干棉球或无菌纱布、一次性手术刀片。

操作方法：先按摩双侧耳郭使其充血，常规消毒后，左手固定耳郭，右手持一次性手术刀片，尖端对准耳尖和耳背处割刺放血 3~5 滴，后以干棉球压迫止血，对侧操作相同，每周 1 次，4 次为 1 个疗程。

适应证：脂溢性皮炎。

禁忌证：对于糖尿病溃疡患者、皮损破溃合并感染者、妊娠期妇女、血小板减少者等应慎用以上疗法。

（6）毫火针法

用物准备：75%医用酒精棉球、医用酒精灯、打火机、无菌干棉球或无菌纱布、一次性医用针灸针。

治疗选穴：肺俞、膈俞、阿是穴（面部皮损处）。

操作方法：常规消毒后，将针在酒精灯上烧红至颜色发白，右手稳持针准确、快速垂直点刺患处皮肤，点刺深度不宜过深，疾进疾出。点刺间距 0.5~1 cm，深度约 0.1 cm，顺序由外向内，从患处外缘慢慢向中间点刺，根据皮损厚薄选择适当深度进行点刺，针数多少根据患处面积决定。若小丘疹较明显者，则可对准丘疹顶部快速直刺，可达丘疹基底。点刺背腧时，选择俯卧位，定准穴位后，快速进针，点刺深度较面部深，约 0.5 寸，不留针。操作结束后再次消毒治疗部位预防感染。3 天 1 次，共 2 周。

适应证：脂溢性皮炎。

禁忌证：皮损破溃合并感染者、妊娠期妇女、血小板减少者等禁用。

【预防与调护】

（1）忌食荤腥、油腻，少食甘甜、辛辣，以及浓茶、咖啡、酒等，多食水果、

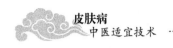

蔬菜。

（2）生活规律，睡眠充足，保持大便通畅。

（3）避免搔抓、烫洗，不用刺激性强的肥皂外洗。

脂溢性脱发

脂溢性脱发，又称为雄激素性脱发，属于中医学"蛀发癣""发蛀脱发"的范畴，最早见于清代王洪绪的《外科证治全生集》，以后许克昌的《外科证治全书》又载有"蛀发癣"之名。发蛀脱发常从前额两侧开始，逐渐向头顶部延伸，头发渐渐变得稀少纤细，前发际线后退，呈"M"形，脱发区皮肤光滑。部分患者时好时坏，可持续多年不变，部分患者仅几年之间头发脱落严重。

中医学认为"发为血之余""发为肾之侯"。《医碥·须发》："年少发白早脱，或头起白屑者，血热太过也。"素体血热，复感风邪，以致腠里不固，毛窍张开，风热之邪乘虚而入，日久化燥伤阴，阴血不能上朝巅顶荣养毛发，则毛根干涸，发焦脱落。中医认为若先天不足，后天失调，劳伤肝肾；或素体血热，日久耗阴，复感风邪，郁阻毛窍；或饮食不节，过食肥甘厚味，辛辣酒类等，脾失运化，湿热内生，上蒸巅顶，侵蚀发根白浆，气血不畅，均可致毛发脱落。

本病有一定家族遗传史，现代医学多认为本病的发生常与精神压力紧张、熬夜、性激素平衡失调、皮脂腺分泌过多等密切相关。

【诊断】

本病多见于20~40岁男性，可有家族史。

脱发常从前额两侧开始，逐渐向头顶部延伸，头发渐渐变得稀少纤细，前发际线后退，呈M形。脱发区皮肤光滑、毛孔缩小或遗留有少量毳毛，枕部及两侧颞部仍保留正常的头发。

部分患者伴有头发油腻、头屑多的症状，常伴有瘙痒。

皮肤镜有助于诊断早期病变，其特征性征象是毛发直径粗细不同，其直径的差异>20%。早期病变毛囊口周围可有略为凹陷的褐色晕即毛囊周征

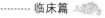

(perifollicular sign)。进展期时还可有黄点征,其发生率远低于斑秃患者,形成的原因不清。女性患者除上述皮肤镜征象外,严重的患者存在无毛干的毛囊开口和头皮色素沉着。

组织病理改变主要是毛囊周期改变和毛囊微小化,表现为生长期缩短,空巢期延长,退行期、休止期与生长期毛囊的比例增加,毳毛和未定类型的毛发数目增加。终末期均为毳毛样变的毛囊,毛囊索条增多。

【鉴别诊断】

(1)斑秃:斑秃常在无任何征兆的情况下骤然发生,患者常无自觉症状。斑秃常表现为毛发部位出现独立的局限性的成片毛发脱落,圆形或椭圆形,边缘清晰。秃发区皮肤光滑、发亮、无显著萎缩,但仍有毛孔可见,损害周围毛发不易脱落,脱落的头发根部变细,毛球缩小,可形成惊叹号(!)形状。若损害逐渐增大,数目增多,相邻的皮损区可互相融合成大小不等、形状不规则的斑片。

(2)真菌性脱发:主要是由真菌感染引起的片状脱发,有发鞘、鳞屑、断发、发病快,有传染性,黄癣伴有黄癣痂及鼠尿味,男女老幼皆可发病,不及时治疗可引起永久性脱发。白癣则只发于儿童及少年,至成年后可自愈,伴有白色鳞屑,易继发脓癣,黑点癣则少见。

(3)症状性脱发:此类脱发可见于很多疾病,作为某一种疾病的一个局部症状,如红斑狼疮的脱发最具有代表性,以头顶和前发际为主,随着原发病的轻重而表现不同。在诊断 SLE 时"狼疮发"是一个指征。待原发病治愈后脱发亦停止,头发可以再生,其他如皮肌炎,甲亢、糖尿病、贫血、硬皮病均可导致脱发。硬皮病皮肤发硬萎缩后局部无汗、无发。

【治疗】

(1)辨证论治

1)脾胃湿热证

证候:平素喜食肥甘,头发稀疏脱落,伴头皮油腻、头皮光亮潮红、头屑较多或头皮瘙痒,口干口苦,胃纳差,烦躁易怒。舌红、苔黄腻、脉滑数。

治法:清热除湿。

方药:除湿健发汤加减。炒白术、萆薢、首乌藤、白鲜皮、车前子(包煎)、

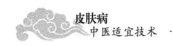
川芎、泽泻、桑葚、赤石脂、生地黄、熟地黄。

2）血热风燥证

证候：头发干燥，稀疏脱落，搔之见白屑叠叠飞起，自觉头部烘热，头皮瘙痒，口干舌燥，小便黄。舌红，苔黄，脉数。

治法：清热凉血，祛风润燥。

方药：生地黄、杭白菊、白鲜皮、防风、侧柏叶、生山楂、白花蛇舌草、甘草。

3）肝肾不足证

证候：脱发多有遗传倾向，头发稀疏脱落日久，脱发处头皮光滑或遗留少数稀疏细软短发，伴眩晕失眠，腰膝酸软，夜尿较多。舌红，苔少，脉细。

治法：补益肝肾。

方药：七宝美髯丹加减。何首乌、菟丝子、补骨脂、生地黄、黄精、山楂、牛膝、当归、枸杞子、川芎、甘草。

（2）西医治疗：口服 B 族维生素可改善脱发情况。维生素 B_2 片，每次 10 mg，每日 3 次；维生素 B_6 片，每次 20 mg，每日 3 次；或复合维生素 B 片，每次 3 片，每日 3 次。米诺地尔酊，每次 2 次，外涂，需长时间维持。严重者可使用非那雄胺片，每日 1 mg，口服，需连续服药 1 年以上。有供发部位的患者可考虑毛发移植术。

【中医适宜技术】

（1）中药淋渍法

用物准备：中药、砂锅、水盆。

操作方法：首先将药物置于砂锅中，加冷水浸泡 30 min，加盖加热煎煮。先用武火煎煮，煮沸后再用文火熬煮。在煎煮过程中，要注意适度搅拌，以免糊锅，同时也能提高药物有效成分的煎出率。但不宜过于频繁打开锅盖子，以尽量减少挥发性成分的丧失。煮沸后文火煎煮 10 min 后，滤取第一次药液；然后加热水适量，依上法煎煮，取第二次药液。将两次药液混匀。将煎煮好的药液倒入盆中，加入适量温水，直接淋洗，洗后擦干头发。洗时药液温度不宜过高，以耐受为宜，35°~40°，每次 15 min 左右，每 3 天 1 次。

头发油腻、脱屑多者可用桑白皮 30 g、五倍子 30 g、皂角 30~60 g、厚朴 15 g、当归 15 g、何首乌 30 g。

头发干枯者等可用桑白皮 30 g、五倍子 30 g、青葙子 60 g、黄精 15~30 g、当归 15 g、何首乌 30 g。

适应证：所有脂溢性脱发者。

禁忌证：无。

（2）中药涂擦法

用物准备：中药、75% 医用酒精、带有密封盖的玻璃罐、一次性棉签。

操作方法：侧柏叶 30 g、皂角 30 g，置于玻璃罐中，加入 75% 医用酒精 100 mL，密封浸泡 1 周后可使用。使用时用一次性棉签蘸取浸泡液涂于脱发处，每日 2 次，早晚各 1 次。一般 3 个月左右可见效。

适应证：所有脂溢性脱发者。

禁忌证：无。

（3）梅花针法

用物准备：75% 医用酒精棉球、无菌干棉球或无菌纱布、一次性医用梅花针。

操作方法：用 75% 医用酒精消毒局部头发稀疏区域，以左手固定该区域，右手拇指、食指捏住针柄，利用腕部发力，用梅花针反复叩刺至微微出血。治疗结束后，用无菌干棉球轻轻擦拭出血点，操作完毕。每周 1 次，4 次为 1 个疗程。

适应证：所有脂溢性脱发者。

禁忌证：无。

（4）刺络放血法

用物准备：75% 医用酒精棉球、无菌干棉球或无菌纱布、一次性医用梅花针或三棱针、医用玻璃罐或竹罐。

取穴：定穴时正坐低头，该穴位于人体的颈部下端，第 7 颈椎棘突下凹陷处。若突起骨不太明显，让患者活动颈部，不动的骨节为第 1 胸椎，约与肩平齐。

操作方法：用 75% 医用酒精消毒大椎穴位后，以左手固定该区域，右手拇指、食指捏住针柄，利用腕部发力，用梅花针反复叩刺至微微出血，或用三棱针浅刺皮损至微微出血，随后迅速于叩刺处拔罐，拔罐 3 min 后取下，用无菌纱布迅速擦拭祛除血，操作完毕。每周 1 次，4 次为 1 个疗程。

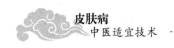

适应证：脂溢性脱发辨证脾胃湿热者。

禁忌证：血虚风燥型脂溢性脱发者不适宜。

（5）耳穴埋豆法

用物准备：75%医用酒精棉球、一次性医用耳穴贴。

取穴：肺点，位于对耳屏内壁的底部，耳甲腔中心凹陷处周围，即耳甲 14 区。内分泌，位于屏间切迹内，耳甲腔的前下部，约距屏间切迹边缘 0.2 cm 处，即耳甲 18 区。

操作方法：用 75%医用酒精消毒耳部穴位后，左手手指托持耳郭，右手用镊子夹取割好的方块胶布，中心黏上准备好的药豆，对准穴位紧贴压其上，并轻轻揉按 1~2 min，每日按压 3~5 次，隔 1~3 天换 1 次，两侧耳穴交替贴压。

适应证：所有脂溢性脱发者。

禁忌证：无。

【预防与调护】

（1）避免精神刺激，保持情绪稳定。

（2）避免熬夜，保证充足睡眠。

（3）脑力劳动患者尽量减少面对电脑的时间，可用指腹按摩头皮，加快头皮血液循环。

（4）少食辛辣食物，戒烟酒，多食新鲜蔬菜水果及富含 B 族维生素的食物。

（5）避免使用碱性肥皂或洗发水洗发。

（6）脂溢性脱发患者平时最好不戴帽子，以免头皮受帽檐压迫，导致血液循环障碍，加重脱发。

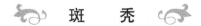

斑　秃

斑秃是一种非瘢痕性的炎症性脱发性疾病。本病属于中医学"鬼剃头""油风"的范畴。清代《外科证治全书》曰"油风，又名鬼蓎刺，俗称落发"。清代《医宗金鉴》曰"成片脱落,皮红光亮,痒如虫行,俗名鬼剃头"。其特点为突然发生的局限性脱发,一般无明显自觉症状,可发生于任何年龄,但多见于青年,男女均可发病。

【诊断】

斑秃可发生在从婴儿到老人的任何年龄,性别差异不明显。初起为 1 个或数个边界清楚的圆形、椭圆形或不规则形脱发区,直径 1~2 cm 或更大。根据病程一般可分为活动期、进展期和静止期。

活动期,脱发区的边缘处常有一些松而易脱的头发,有的已经折断,近侧端的毛囊往往萎缩。

进展期,如将该毛发拔出,可以看到该毛发上粗下细而像惊叹号(!),且下部的毛发色素可脱失。

静止期,脱发停止,脱发区范围不再扩大,边缘毛发也较牢固,不易拔出,经过若干天,边缘毛发也较牢固,不易拔出,经过若干月份,毛发可逐渐或迅速长出。

【鉴别诊断】

(1)脂溢性脱发:头发呈稀疏、散在性脱落,脱发多从额角开始,延及前头及颅顶部;头皮覆有糠秕状或油腻性鳞屑;常有不同程度的瘙痒。

(2)头癣:好发于儿童;为不完全脱发,毛发多数折断,残留毛根,附有白色鳞屑和结痂;断发中易查到真菌。

【治疗】

(1)辨证论治

1)血热生风证

证候:多见于中青年患者,突然发病,脱发进展较快;伴有心烦失眠,夜梦频繁,或头皮瘙痒。舌鲜红有点刺,苔薄黄,脉数滑。

治法:凉血息风,养阴护发。

方药:四物汤合六味地黄汤加减。

2)气滞血瘀证

证候:病程较长,头发脱落前先有头痛或胸胁疼痛等症;伴夜多噩梦,烦热难眠。舌有瘀点、瘀斑,脉沉细。

治法:通窍活血。

方药:通窍活血汤加减。

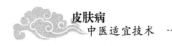
3) 气血两虚证

证候:多在病后或产后,头发呈斑块状脱落,并呈渐进性加重,范围由小而大,毛发稀疏枯槁,触摸易脱;伴唇白,心悸,气短懒言,倦怠乏力。舌淡,脉细弱。

治法:益气补血。

方药:八珍汤加减。

4) 肝肾不足证

证候:病程日久,平素头发焦黄或花白,发病时呈大片均匀脱落,甚或全身毛发脱落;伴头昏,耳鸣,目眩,腰膝酸软。舌淡,苔薄,脉细。

治法:滋补肝肾。

方药:七宝美髯丹加减。

(2) 外治

1) 鲜毛姜(或生姜)切片,烤热后涂擦脱发区,每日数次。

2) 取补骨脂、紫草用75%的乙醇浸泡1周,每日涂擦患处2次。

3) 取侧柏叶、当归、红花、丹参等益气、养血、生发中药,75%乙醇浸泡1周,每日涂擦患处2次。

(3) 西医治疗:系统治疗可服用胱氨酸片、泛酸钙片、B族维生素片等。如病情进展迅速,可小剂量口服糖皮质激素治疗。局部治疗以改善局部血液循环,促进毛发生长为主,可用米诺地尔酊、糖皮质激素软膏等外涂。

【中医适宜技术】

(1) 毫针法:主穴取百会、头维、生发穴(风池与风府连线中点),配翳明、上星、太阳、风池、鱼腰透丝竹空。实证用泻法,虚证用补法。每次取3~5穴,每日或隔日1次。

(2) 毫针围刺法:取穴取阿是穴、上星、百会、风池。操作:用1.5寸毫针在皮损局部斑秃处围刺,针尖向斑秃中央刺入,平补平泻法。

(3) 梅花针法:操作时患者采取坐位或卧位,常规消毒后,局部梅花针(七星针)叩刺治疗,每日1次,以叩刺局部出现均匀点状出血点为度,4~6 h后外用中药酊剂。

(4) 穴位注射法:取穴脱发区为主,配头维、百会、风池、脾俞、曲池、足三里。操作时局部脱发区必选,配穴 3~4 个,交替使用。用注射器抽取丹参注射液等药物,沿头皮斜刺 0.5~1 cm,回抽无血后注入药物,每处注射 0.5 mL。

【预防与调护】

(1)注意劳逸结合,保持心情舒畅;避免烦躁、忧愁、动怒等情志因素。

(2)加强营养,注意摄入富含维生素的饮食,纠正偏食的不良习惯。

(3)注意头发卫生,加强头发护理,不用碱性强的肥皂洗发,少用电吹风吹烫头发。

九、其他皮肤病

毛囊角化病

毛囊角化病又称假性毛囊角化不良病、Darier 病,是一种以表皮细胞角化不良为基本病理变化的慢性角化性皮肤病。本病是常染色体显性遗传病,具有完全外显率,特征性皮损为针尖至豌豆大的毛囊性坚硬丘疹,顶端覆以油腻性痂皮或糠状鳞屑。

本病常开始于 10~20 岁。夏季加重,患者对热敏感。发病的典型部位为皮脂溢出部位,如面部、前额、头皮和胸背,但无皮脂腺部位也可累及。早期皮损为细小、坚实、正常肤色的小丘疹,很快有油腻性、灰棕色、黑色的痂覆盖在丘疹顶端凹面,剥离后可见漏斗状凹陷,丘疹逐渐增大成疣状,并可融合成不规则的疣状斑块。位于屈侧腋下、臀沟及阴股部等多汗、摩擦部位的损害增殖尤为显著,形成有恶臭的乳头瘤样和增殖性损害,其上有皲裂、浸渍及脓性渗出物覆盖。

本病在中医学中并无确切病名,多参照"肌肤甲错"类皮肤病予以辨证论治。

【诊断】

临床表现:多于青壮年发病,呈慢性经过,可有家族史;好发于头皮、面、前胸后背等皮脂分泌较多的部位;皮损为毛囊性角化性丘疹,密集融合成大斑片状,丘疹的顶端为角化物,中心为漏斗型的小凹陷,皮损表面有灰褐色鳞屑痂,随着病情发展可呈疣状。

组织病理学表现:① 特殊形态的角化不良,形成圆体和谷粒;② 基层上方棘层松解,形成基层上裂隙和陷窝;③ 被覆有单层基底细胞的乳头,即"绒毛"向上不规则增生,进入裂隙和陷窝内;④ 可有乳头瘤伴增生,棘层增厚和角化过度,真皮呈慢性炎症浸润。

【鉴别诊断】

(1)脂溢性皮炎:损害为鲜红色或黄红色斑片,表向覆有油腻性鳞屑或痂皮,多见于头面部,可伴有稀疏脱发,皮损不融合成乳头瘤样或蕈样斑块损害。

(2)黑棘皮病:皮损色深,多局限于屈侧如腋部、腹股沟、乳房及脐部等,呈柔软的乳头瘤状,常合并内脏恶性肿瘤。

(3)融合性网状乳头瘤病:损害为扁平的较大丘疹,且常局限于躯干上部,无油腻性结痂及恶臭。

(4)疣状角化不良瘤:常为头部或颈部的单个疣状结节。

【治疗】

(1)辨证论治

1)血虚失养证

证候:初期阶段,皮疹好发于头面、颈胸及四肢屈侧,表面多有油腻污垢痂,其损害呈粟粒大小,触之较硬,状如蟾皮,甲错感明显;面色苍白,形体偏瘦,眠差,口干。舌淡,苔薄,脉细。

治法:养血祛风润肤。

方药:养血润肤饮加减。

2)脾虚湿蕴证

证候:面部、头皮、颈部、腋下、骶部可见毛囊性丘疹上覆油腻性结痂,伴有肢体困重、腹胀便溏。舌淡红,苔白腻,脉濡缓。

治法:健脾祛湿。

方药:除湿胃苓汤加减。

3)湿热熏蒸证

证候:为本病的发展期。皮损上油腻性痂皮逐渐增厚,出现增生性皮损,有脓性分泌物并有恶臭,伴口苦、烦躁、脘腹胀满,不欲饮食,小便短赤,大便不爽。舌红,苔黄腻,脉弦滑数。

治法:清热利湿。

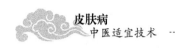

方药：萆薢渗湿汤加减。

（2）外治

1）湿热熏蒸证及脾虚湿蕴证,可用三黄洗剂、皮肤康洗液、复方黄柏液等中药外搽,每日 3~4 次。

2）血虚失养证,可选用具有养血润肤功效的中药油膏或药油中药外擦,每日 1~2 次。

（3）西医治疗：目前尚无满意疗法。轻症患者无须治疗,可局部使用润滑剂,注意卫生。维生素 A 被用来减轻病情,已被应用多年,但多数效果并不理想,大剂量应用时需注意其不良反应。氯喹 0.25 g 或羟氯喹 0.2 g,每日 1~2 次有效。严重病例可系统应用维 A 酸制剂。伴有严重感染者,应积极抗感染治疗。局部外用药物可选择糖皮质激素软膏、维 A 酸软膏、水杨酸软膏、煤焦油软膏、5-氟尿嘧啶软膏或硫磺软膏等。对孤立性斑块损害者可行激光、冷冻、X 线照射或切皮后植皮等。

【中医适宜技术】

（1）中药药浴法

常用方药：① 细辛 30 g、木贼草 30 g、地骨皮 20 g、陈皮 15 g、透骨草 15 g。② 鲜藿香 60 g、鲜佩兰 60 g。③ 金毛狗脊 20 g、陈皮 20 g。

用物准备：药液、浴盆、水温计、屏风等。

操作方法：备齐用物,向浴盆内注入 1 L 药液,加温水 40 L,水温调至 34~41℃;每次浸泡 20 min,隔日 1 次,4 周为 1 个疗程。女性月经期采用湿敷替代。胸部以上的皮损可擦洗。必要时屏风遮挡,冬季注意保暖。

注意事项：浴室需通风良好,保证空气流通,以免中药气味引致患者不适,冬天要注意保暖;嘱患者药浴前进食少量高热量食物、多饮水,饱餐后或空腹不能全身药浴;药浴浸泡水面不宜超过胸部,不能浸泡处可用药液擦洗;不宜在疲劳状态下进行。药浴中若出现心悸、头晕、憋气、大汗等症状应立即停止药浴,将患者移至阴凉通风处安静平卧,并立即通知医护人员,对症治疗并注意观察。

（2）中药涂擦法

药物制备：紫草、油（菜籽油、芝麻油、橄榄油均可）,两者比例一般 1∶3。

推荐选用药物成分损失较少的炮制法,将适量紫草放入油中,炮制 2 周以上。

使用方法:直接涂患处,配合按摩手法,使皮肤充分吸收,每日 1 次。

注意事项:使用前需小面积试用以确定是否对紫草油过敏;由于紫草油呈紫红色,易染色,使用时用量不易过多,避免污染衣物。

【预防与调护】

(1) 避免日光暴晒与搔抓,禁止近亲结婚。

(2) 保持局部清洁,注意皮肤保湿,减少局部摩擦。

(3) 饮食均衡,多摄入富含维生素 A 的食物。

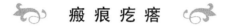

瘢痕疙瘩

瘢痕疙瘩是皮肤损伤后,结缔组织过度增生和透明变性而引起的良性皮肤肿瘤。《疡医大全》曰:"肉龟疮乃心肾二经受证。生于胸背两胁间,有头有尾,且有四足,皮色不红,突起二寸。"临床以胸部、肩背部不规则突起增生性斑块,肥大而坚硬,色淡红或白,形如蟹足或蜈蚣,无明显症状,或偶伴有瘙痒为特征。本病多见于外伤、烧伤后发生,常数年不愈。

【诊断】

本病任何年龄均可发生,呈慢性经过。常发生于体表皮肤各种创伤之后,常见有手术、外伤(烧伤、烫伤)、疮疡疖肿等病的愈后。

发病部位发病部位以胸骨前区多见,其次为肩胛、四肢、面颈和头皮、外阴。皮损初起为小而坚实的红色丘疹,缓慢增大,呈圆形、椭圆形或不规则形,隆起于皮面,边界清楚,往往超过原损伤部位;皮损呈红色或粉红色,并逐渐转为褐色,表面多光滑发亮。皮损在增大过程中可形成蟹足状,故称为蟹足肿。皮疹多无自觉症状,部分患者可有不同程度的瘙痒感或刺痛感。

【鉴别诊断】

(1) 隆突性皮肤纤维肉瘤:无明显皮肤创伤史,表面易破溃、出血,组织病理为纤维肉瘤改变,易与瘢痕疙瘩相鉴别。

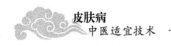
（2）瘢痕结节病：本病发生于瘢痕部位，皮疹类似瘢痕疙瘩；但病理改变为上皮样细胞肉芽肿，可资区别。

（3）肥厚性瘢痕：两者均可见不规则突起增生性斑块，肥大而坚硬，但肥厚性瘢痕与原有损害范围相同，损害可在皮肤创伤后 3～4 周内发生，皮损范围不超过外伤部位，且在 1～2 年内可缩小变软，而瘢痕疙瘩损害范围超过原来创伤的区域，且容易受激惹产生疼痛。

【治疗】

（1）辨证论治

1）瘀毒聚结证

证候：瘢痕斑块初起，颜色较鲜红或紫红，时有痒痛不适，质地坚硬，口干，大便干结，小便短赤。舌红有瘀点，苔薄黄，脉弦。

治法：活血化瘀，解毒散结。

方药：桃红四物汤加减。桃仁 10 g，红花 10 g，当归 15 g，川芎 10 g，生地黄 10 g，赤芍 15 g，水蛭 3 g，丹参 10 g，蒲公英 15 g，香附 10 g，玄参 10 g，半枝莲 10 g，甘草 6 g。

2）气虚血瘀证

证候：瘢痕疙瘩日久不消，颜色淡红或暗红不鲜，无痒痛，体弱肢倦，声低懒言。舌淡红，苔薄白，脉细涩。

治法：益气活血，化瘀散结。

方药：丹芪化瘀汤加减。当归 10 g，丹参 10 g，北黄芪 20 g，川芎 10 g，桃仁 10 g，红花 10 g，莪术 10 g，土鳖虫 6 g。

（2）外治

1）黑布药膏疗法（老黑醋 250 g、五倍子 100 g、蜈蚣 1 条、蜂蜜 100 g）适用于质地较硬的瘢痕，先用温水洗净患处，再将药膏涂上，用黑布上敷贴，换药每日 1 次，10 天为 1 个疗程。

2）拔膏疗法（土大黄、大枫子、百部、皂角刺各二两、鲜凤仙花、羊踯躅花、透骨草、马前子、苦杏仁、银杏、苦参子各一两、川乌、草乌、穿山甲、全蝎、斑蝥各五钱、蜈蚣15条）适用于质地较硬的瘢痕（皮肤易过敏者慎用），用胶布保护正常皮肤，将膏药熔后摊于布片上，热贴患处，3～5 天换药 1 次，10 天为 1 个疗程。

（3）西医治疗

1）糖皮质激素皮损处注射：常做瘢痕疙瘩皮疹内注射，常用确炎舒松软膏等。注射剂量根据患者年龄及病变面积而定，一般每月注射1次。

2）干扰素：皮损内注射γ干扰素，可抑制胶原合成，治疗瘢痕疙瘩有一定的疗效。

3）手术切除：较大的瘢痕疙瘩可用手术切除，但术后立即放疗，也可以配合其他治疗如皮质激素治疗、压力治疗、干扰素治疗等，应该尽量避免不必要的手术。

4）如果瘢痕部超过半年，可以采用X线照射，每隔2~3周照射200 r。直径不到5 cm的较小瘢痕可施行二氧化碳或液氮治疗，每2~3周1次。

【中医适宜技术】

（1）火针法

用物准备：75%医用酒精棉球、医用酒精灯、打火机、无菌干棉球或无菌纱布、一次性医用针灸针（建议选用直径0.25 mm或0.30 mm的1.5寸针灸针）。

操作方法：先用75%医用酒精消毒局部皮损表面后，以左手固定被刺穴区，右手拇指、食指捏住一次性针灸针针柄，中指指腹紧靠针身中端，针尖0.1~0.2 cm于酒精灯处烧至发红，随即迅速刺入皮损处，并迅速出针，一般四肢、腰腹针刺稍深，胸背部穴位针刺宜浅，每周1次，4周为1个疗程。

适应证：早期色潮红、疼痛、瘙痒明显的瘢痕。

禁忌证：对于糖尿病溃疡患者、下肢静脉曲张患者、瘢痕破溃合并感染者、妊娠期妇女、血小板减少者等应慎用。

（2）穴位注射法

用物准备：75%医用酒精棉球、无菌干棉球、一次性2 mL注射器、丹参注射液（或川芎嗪针）。

取穴：取患处局部阿是穴。

用一次性2 mL注射器抽取丹参注射液（或川芎嗪针），取针刺穴位进行注射，每周2次，4周为1个疗程。

操作方法：首先用一次性2 mL注射器抽取丹参注射液（或川芎嗪针）待

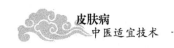

用。使患者取合适体位,局部消毒后,左手固定施术部位,右手持注射器在皮损四周阿是穴交替注射,针刺方向斜向皮损下肌肉层,根据情况每次取 1~4 个部位,每个部位用药 0.5~1 mL。每周 2 次,4 周为 1 个疗程。

适应证:肥大而坚硬的瘢痕。

禁忌证:对注射药物过敏者。

(3)中药离子导入法

用物准备:中药离子导入治疗仪、棉纱片。

操作方法:用连翘、黄芩、大黄、白芷、苏木、三棱、莪术、桃仁等活血化瘀、软坚散结的中药煎水约 500 mL,用蘸取中药液的棉纱片贴在电极板上,根据患者部位放置电极,需注意棉片与棉片间不能接触,接通电源后调节治疗时间和脉冲,从 0 开始逐渐调节,直到患者能承受一定强度停止调节,治疗保持 0.5 h 左右,每日 1 次,1 周为 1 个疗程。

适应证:瘢痕形成早期、后期均可使用。

禁忌证:对导入药物过敏者。

【预防与调护】

1)瘢痕块形成后,注意避免搔抓、摩擦、按压等不良刺激,防止瘢痕扩大。

2)有瘢痕体质者应注意尽量避免皮肤外伤或形成感染性溃疡,不要乱用腐蚀药物。

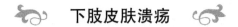

下肢皮肤溃疡

下肢皮肤溃疡是指发生在小腿下部的慢性皮肤溃疡。本病发生前患处有长期皮肤瘀斑、粗糙表现,溃疡发生后创面经久不能愈合,或溃疡愈合后易因损伤而复发。本病属于中医学"臁疮"的范畴,其最早见于《疮疡经验全书》,文献中还称之为"裤口毒""裙边疮",俗称"老烂脚"。

【诊断】

患者有长期站立工作史,多发于小腿下 1/3 胫前或内侧及内踝上方,疮面肉芽陈旧边缘高起,不断产生黄色分泌物或夹有淡红血液的脓液,病情时日一长则周围皮肤呈紫褐色,有的还伴有慢性湿疹。依据发病过程可分为三期。

溃疡前期:初起出现小腿下段肿胀、沉重感,局部青筋怒张,行走及站立加重,朝轻暮重,内踝、外踝上方皮肤出现红褐色或青紫色瘀斑,皮肤逐渐出现脱屑、粗糙、色素沉着,趋向苔藓样变,局部可有轻度瘙痒感。

溃疡期:局部持续漫肿,苔藓样变的皮肤逐渐出现裂隙,自行溃破或抓破后糜烂、渗出形成溃疡。若合并感染,溃疡面出现脓液、组织坏死,周围皮肤红肿,溃疡面初期坏死组织及脓液不断增多,有恶臭味,伴有疼痛。待坏死组织脱落,脓性分泌物可减少,出现浆液性分泌物,溃疡面可呈灰白色、淡红色、鲜红色不等。溃疡深度可在皮下组织层或深至胫骨骨膜外层不等。坏死与溃疡扩大到一定程度,边界渐趋稳定,局限在固定大小,周围红肿可消退,遗留色素沉着及皮肤营养障碍表现。溃疡可经久不愈。

溃疡愈合期:若溃疡周围皮肤黑褐、粗糙、色素沉着逐步改善,溃疡面干净,出现鲜红色,溃疡可渐愈合形成瘢痕。但周围皮肤仍干燥、粗糙、脱屑、色素沉着等,如遇损伤仍会复发。

【鉴别诊断】

(1)小腿结核性溃疡:多有其他部位的结核病史;皮损初起为红褐色丘疹,中央坏死,溃疡较深,呈潜行性,溃疡边缘呈锯齿状,脓水稀薄呈败絮样,疮周皮色紫暗,顽固难愈,愈后可留凹陷性色素瘢痕。疮面分泌物涂片检查可找到结核杆菌,也可培养出结核杆菌。

(2)小腿癌性溃疡:可为原发性皮肤癌,也可由臁疮经久不愈发生恶变。疮口状如火山边缘卷起,不规则,质硬,呈浅灰色,溃疡面易出血。局部组织病理检查有助于诊断。

【治疗】

本病应采取中西医结合、内外治并用的综合治疗,促进疮面早日愈合。

(1)辨证论治

1)湿热下注证

证候:疮面腐暗,脓水浸淫,秽臭难闻,四周漫肿灼热,伴有湿疹,痛痒时作;甚者恶寒发热,口渴,便秘,溲赤。苔黄腻,脉滑数。

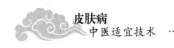
治法：清热利湿,和营消肿。

方药：三妙丸合五神汤加减。红肿疼痛重者加赤芍、丹参;肢体肿胀明显者加车前草、泽泻。

2) 脾虚湿盛证

证候：病程日久,疮面色暗,黄水浸淫,患肢浮肿;伴纳呆,腹胀,便溏,面色萎黄。舌淡,苔白腻,脉沉无力。

治法：健脾利湿。

方药：参苓白术散合三妙丸加减。

3) 气虚血瘀证

证候：溃烂经年,腐肉已脱,疮面苍白,肉芽色淡,周围肤色暗黑,板滞木硬;伴倦怠乏力。舌淡紫或有瘀斑,苔白腻,脉细涩。

治法：益气活血,祛瘀生新。

方药：补阳还五汤加减。

(2) 外治：初期局部红肿,溃破脓性分泌物多者,宜用 10% 黄柏溶液湿敷;马齿苋 60 g,黄柏 20 g,大青叶 30 g,煎水湿敷。局部红肿,渗液较少者,宜用金黄膏外敷。

后期疮面腐肉不脱,用红油膏、九一丹或八二丹外敷。腐肉已脱,疮面肉芽始长时,用白玉膏、生肌散外敷。疮面周围有湿疮者,用青黛散麻油调敷。疮面出血时掺桃花散。

(3) 西医治疗：疮面局部每日常规换药,多用利凡诺尔等纱条覆盖,上盖消毒敷料。炎症明显者,可口服、注射抗菌药物。上法无效时,行手术剔除坏死组织,再行上述治疗,部分患者可植皮治疗。

【中医适宜技术】

(1) 梅花针法

用物准备：75% 医用酒精棉球、无菌干棉球或无菌纱布、一次性医用梅花针。

操作方法：用 75% 医用酒精消毒局部溃疡周围皮肤后,右手拇指、食指捏住针柄,利用腕部发力,用梅花针反复叩刺溃疡边缘隆起的缸口位置至微微出血。治疗结束后,用无菌干棉球或无菌纱布轻轻擦拭出血点,然后外敷红油膏纱布,操作完毕。每 2 天 1 次。

适应证:皮肤溃疡形成缸口*的患者。

禁忌证:溃疡严重感染者、妊娠期妇女、血小板减少者等应慎用。

(2)中药湿渍法

用物准备:马齿苋 30 g 煎汤,纱布。

操作方法:溃疡处清洗后,用马齿苋药液浸湿纱布(6 层纱布),外敷创面,每日 2 次,每次 20 min。

适应证:溃疡面渗出明显者。

禁忌证:创面干燥或创面感染严重者。

(3)艾灸法

用物准备:治疗盘、艾条、弯盘。

操作方法:创面上放置生理盐水棉球或者纱布,点燃艾条,将点燃的一端,在距离施灸患处皮肤 3 cm 左右处进行熏灸,以局部有温热感而无灼痛为宜。一般每次灸 20~30 min,每日 1 次。

适应证:病程长,创面久溃不愈者。

禁忌证:创面干燥或创面感染严重者。

(4)毫针围刺法

取穴:血海、阳陵泉、足三里、商丘。

用物准备:75%医用酒精棉球、无菌干棉球或无菌纱布、一次性医用针灸毫针。

操作方法:使用 75%医用酒精棉球消毒局部皮损表面,在皮损边缘外侧 0.2 cm 进针,针尖朝向皮损中心区域,呈 15°沿着皮下围刺,针距 1~2 cm,针刺入后留针 30 min,每日 1 次。并在溃疡创面周围 1 cm 按经络走向方向对刺 3~4 针。

适应证:适用溃疡创面较小的患者。

禁忌证:皮损糜烂较重患者慎用,感染严重者、妊娠期妇女、血小板减少者等应慎用。

---

* 中医外科术语,指慢性溃疡长期不愈,疮口边缘增厚,犹如大缸环口之状。

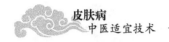
【预防与调护】

（1）宜抬高患肢，减少走动，使其充分得到休息和血流通畅，以减轻水肿，有利于溃疡早日愈合。

（2）疮面愈合后，宜常用绷带缠缚或穿医用弹力袜保护，以避免外来损伤，预防复发。